知识生产的原创基地

颉腾文化
JIE TENG CULTURE

Sleepless

Discovering the Power of the Night Self

无眠

[英] 安娜贝尔·阿布兹/著

陈蓉/译

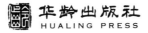

华龄出版社
HUALING PRESS

Title: SLEEPLESS by Annabel Abbs

Copyright © Annabel Abbs 2024

All rights reserved including the right of reproduction in whole or in part in any form.

This edition published by arrangement with ANNABEL STREETS c/o Andrew Nurnberg Associates Limited, on behalf of RACHEL MILLS LITERARY LTD

Simplified Chinese edition copyright © 2024 by Beijing Jie Teng Culture Media Co., Ltd.

北京市版权局著作权合同登记号 图字：01-2024-3034 号

图书在版编目（CIP）数据

无眠 /（英）安娜贝尔·阿布兹（Annabel Abbs）著；

陈蓉译. -- 北京 ：华龄出版社，2024. 8. -- ISBN 978-
7-5169-2815-8

Ⅰ. R749.7；B845

中国国家版本馆 CIP 数据核字第 2024RL4048 号

策　划	颉腾文化		责任印制	李末圻	
责任编辑	裴春明　梁玉刚		装帧设计	璞茜设计 2815932450@qq.com	
书　名	无眠		作　者	[英]安娜贝尔·阿布兹（Annabel Abbs）	
出　版 发　行	华龄出版社 HUALING PRESS		译　者	陈蓉	
社　址	北京市东城区安定门外大街甲 57 号		邮　编	100011	
发　行	（010）58122255		传　真	（010）84049572	
承　印	文畅阁印刷有限公司				
版　次	2024 年 8 月第 1 版		印　次	2024 年 8 月第 1 次印刷	
规　格	880mm×1230mm		开　本	1/32	
印　张	7.25		字　数	168 千字	
书　号	ISBN 978-7-5169-2815-8				
定　价	59.00 元				

纪念

彼得·阿布兹

（1942—2020）

作家、教育家、诗人

致所有徘徊于长夜的人

安娜贝尔·阿布兹的其他作品

非虚构文学

《风中漫步：为什么女人要行走》

《始于足下：52种漫步方式，何时何地，你为何漫步》

《健康快乐地变老：实现更长寿、更健康、更幸福的简单方法》

（与苏珊·桑德斯合著）

虚构文学

《食物的语言》

《乔伊斯女孩》

《弗里达：查泰莱夫人的真实故事》

这是一本美妙的书，它将科学、故事和自我发现巧妙地融合在一起，柔和、舒缓而富有灵性。

——尼古拉·简·霍布斯（Nicola Jane Hobbs），

《轻松自在的女人》作者

这本书的作者发出了灵魂拷问：失眠难道不是一件美妙的事吗？作为读者，我们满怀疲惫却深感满足地回答：是的，是的，的确是！

——萨拉·威尔逊（Sarah Wilson），

畅销书《狂野而宝贵的一生》作者

本书探讨了夜晚潜在的创造力和治愈力，内容丰富且发人深省。它像一首赞歌，颂扬了黑暗的神奇力量。对"夜晚的我"而言，还有很多可发掘的地方。

——莎朗·布莱基（Sharon Blackie），

《被魔法感染的生活》作者

我喜欢安娜贝尔生动且深刻的文字。夜间漫步那一部分尤其发人深省。作者以第一人称沉浸式地描写了这段美妙的体验，让我发现生活中的这一面竟如此美丽。

——凯瑟琳·奥尔托（Kathryn Aalto），

《野性写作》作者

这本书真的令人着迷……曾让安娜贝尔避之不及的无眠之夜，后来却成了她无比珍视的时光。她向我们展示了夜晚独具的创造力和治愈力。

——妮娜·爱德华兹（Nina Edwards），

《黑暗》作者

这本书中包含了细致的研究、深刻的思考和诙谐的表达，记录了作者在黑夜中自我觉醒的过程。《无眠》将带你了解最具创造力、真实和自由的自己，安娜贝尔不厌其烦地告诉我们：黑夜里，总有馈赠。

——马丽萨·弗兰科（Marisa Franco），

《柏拉图式的友谊》作者

屡获殊荣的作家安娜贝尔在经历了一系列丧亲之痛后，遭受失眠，而她却将这段经历视为自我发现的途径，赞美它，甚至与之交友。她与众不同的观点令人耳目一新。

——《石版》杂志

序言
PREFACE

为什么人在晚上会感觉不一样呢？

——凯瑟琳·曼斯菲尔德，《在海湾》

这本书讲述的是我未曾预设的一段经历，它突如其来，让我始料未及，也让我惶恐不安。在那段时间里，我陷入了无尽的黑暗，常常失眠。只是听到或者看到"黑夜"和"失眠"这两个词就足以让我感到无比恐惧和厌恶。

虽然我时常感到恐惧，但是在这个过程中却发现了一个全新的世界，一个令人放松、让人着迷、使人困惑却欲罢不能且感到异常兴奋的世界。让我惊讶的是，在这个奇怪而陌生的世界里，我竟然与这里的居民成了伙伴，它们是夜行的小昆虫、头顶的星星，还有那些沉醉于黑夜中的女人，她们眼中的夜晚是如此深沉而纯粹，是我们从未体会过的。然而，最令我震撼的莫过于我遇见了夜晚的我。

这本书讲述的是发生在夜晚的自我觉醒。近年来，昼夜节律的巨大变化严重影响着人类的生活。时间生物学家发现，我们的身体和大脑在一天中的不同时间有不同的表现，而人通常会遵循一套生物模式，我们称之为昼夜节律，简称生物钟。深植于人体内的生物钟，以 24 小时为周期循环往复，无论光明与黑暗、白天与黑夜如何交替，它都始终如影随形。

在夜间，人体的血液、呼吸、骨骼、唾液和肌肉都会发生变化，身体会分泌各种激素，这些激素水平会随着时间的变化而升降。比如，夜晚乳腺癌细胞分裂速度会加快，肌肉会变得松弛，酒精代谢速度放缓，骨骼会再生长。同时，脂肪细胞、肾脏和肠道的活动也变得异常缓慢，死亡的细胞从皮肤上脱落，同时伴随着体温降低、食欲减退和血压下降。由于新陈代谢、心血管和内分泌的一系列变化，人的身体在夜间会呈现与白天不同的状态。

人的大脑也会发生变化，在经历睡眠后尤为明显。但早期的研究表明，人之所以感觉夜晚和白天不一样，是因为人如果晚上不睡，大脑分泌的激素会发生变化。作家弗吉尼亚·伍尔芙（Virginia Woolf）就曾经说过，夜晚的我们确实和白天不一样。

女人失眠的概率是男人的两倍，而不了解昼夜节律和激素的分泌规律会让人更容易失眠。当女人从酣睡中醒来，在深夜里开始感到忧郁时，她们便不再是白天的自己，身体会发生微妙的变化，大脑也开始适应夜间的节奏。

女性的大脑在光照不足的情况下会产生明显的变化。微弱的光线穿透大脑，使其进入高度活跃的状态，进而将内心的声音放大，使夜晚的我与白天的我更为不同。这些现象都充分表明，人在夜晚的状态确实与白天大相径庭。正是在这样的时刻，夜晚的我开始觉醒。我未曾察觉夜晚可以深深地慰藉我，激发我无尽的想象，更在我受伤时温柔地疗愈我，使我满怀希望。

这本书并不是对失眠的赞歌。相反，它旨在缓解因失眠而产生的焦虑，解释我们为什么会睡不着。这本书还提醒我们，自古以来，女人都会不时地遭受失眠的折磨。然而，凤凰涅槃后，我们会更有生命力。在我看来，失眠既不是疾病，也没那么痛苦，只是我们的身体和大脑在试图表达和理解我们失去的一些东西，可能是我们所爱的人，也可能是那深沉的黑暗、宁静的氛围，以及轻松自在的感觉。

千百年来，女人利用夜晚写作、绘画、学习和思考，在安静的夜里享受孤独，找寻创造力和生产力。女人照护幼小、老人和病人，经历了无数的无眠之夜。事实上，新的研究表明，女人可能拥有独特、强大的生物钟，让她们能够在夜晚保持清醒，不会像宣传的那样对健康造成太大损害。然而，女人与夜晚的关系也十分复杂。女人深夜独守闺房是常有的事情，而男人则经常夜不归宿。因此，本书主要是在探索女人与黑夜之间的恩怨。这本书便是一个女人坦然接受无眠状态、敞开心扉接纳夜晚的我，最终不再被夜晚主宰的自述。

目录
CONTENTS

夜晚的我

孤冷夜凄清，唯我独清醒。

——玛丽·罗斯，《十四行诗第 15 首》

今天是 12 月 6 日，星期日，我奔跑在一条狭窄的乡间小路上。这是几个月来我第一次跑步，平时我更喜欢漫步沉思。但今天不同寻常，我平静的生活即将被打乱，而我还在奔跑。

空气清冽，刺痛着我的肺腑。我感受到晨跑带来的乐趣，于是许下新年愿望：来年要经常跑步。可没想到，新年愿望对我来说几乎就是奢望。或者说，接下来的一段时间内，我都将很难再感受到同样的亢奋。

快回到家时，我的手机响了。这会儿才早上 8 : 45，谁会这么早给我打电话呢？我以为是我的丈夫马修，却没想到是我的继母。我的电话簿里，L 即代表她。

"喂！"我气喘吁吁地应道，想着她打电话来应该是要跟我商量圣诞节的安排。之前，我邀请了她和我父亲像往年一样在平安夜聚餐，欢度圣诞。自从父母离婚后，我们一家只有在圣诞节的时候才能聚在一起。22 年来，我和弟弟妹妹一直忙碌于各自的小家庭，繁忙的工作让我们经常节假日也连轴转。父母的年龄越来越大，又因为父母离婚，家人的关系变得很微妙，摩擦不断。大家生活在不同的地方，饮食习惯也各不相同。这么说吧，谁家过圣诞节还不都是一言难尽呢？由于新冠疫情暴发，情况变得更加复杂，这意味着只有一部分家庭成员可以聚在一起。疫情的持续导致越来越多的人离世，疫苗却还没研制出来（据说首批疫苗会在两周内上市），这一年的圣诞假期弥漫着强烈的焦虑感。我父亲一直很小心，为了避免感染新冠病毒，他采取了很多措施。这时候接到继母打来的电话，怕不是要取消我们的晚餐计划吧！

我一边胡思乱想，一边顶着风冲着电话喊："喂？"

继母在电话那头断断续续地说："你爸爸……医生来了……"

我有点儿听不清楚她在说什么。医生来干什么？

然后，她说："他去世了。"

她波澜不惊，让我怀疑是不是自己听错了。况且，我根本就不相信她的话。两天前我才和爸爸通过话，他怎么可能就走了呢？那个时候他还好好的。再说了，如果他已经去世了，那医生在那儿干什么？

继母接着说："是心脏病突发。"

我急忙说："我这就开车过去，一会儿就到。"电话那头，继母好像在和什么人说话。我心想：他们为什么不抢救爸爸？

"他们说让你慢点儿开车。"继母的声音仍然出奇的平静而克制。她又加了一句，"我是说，警察让你小心点儿开车。"

警察？继母为什么和警察在一起？

挂断电话，我嘶喊了起来。我哭喊着跑回家，脑海中一遍又一遍地浮现出三个字：不可能！不可能！不可能！

那天是个引子。很久以后，我才意识到这件事的奇怪之处：异常笃定的结局也是确定无误的开始。

马修开车，我挨个儿给弟弟和妹妹打电话。妹妹一下子就挂断了电话，我听到她歇斯底里的叫喊声。弟弟却很平静。后来，我才意识到，他俩反应不同，是因为我跟妹妹说得很唐突，而跟弟弟说得很含糊。因为一小时后，我弟弟打回电话，问我：医生在干什么？我这才意识到自己没说清楚。我不得不又告诉他，我们的父亲已经去世了将近十二个小时，根本没有任何抢救的机会。

弟弟的反应和我接到继母的电话时一模一样，他脱口而出："我昨晚才和他通过电话，他怎么可能就走了？"我知道他和我想的一样。这一切发生得太快、太突然。我们需要时间接受这个事实。我们甚至还没来得及跟爸爸说声"再见"或者"我爱你"。

爸爸家到处都是穿着制服的警察，有写报告的，有打电话的，还有喝茶的。他们的存在让人觉得一切都秩序井然，人一下子就平静了下来。

继母问我是否想看一下爸爸，我一时语塞，只能点点头。因为我想见，又不想见。我很努力地控制着自己的情绪，保持冷静，就像继母那样，此刻她表现出前所未有的平静。

爸爸坐在他那把红色椅子上，看起来好像睡着了，睡得很安详。之后几个月里，我们一遍遍地说起他当时的模样……他看上去很平静。我摸了摸他的手，像玻璃一样冰冷。

我一直无法忘记触摸爸爸身体的这种冰冷感。但最让我忘不掉的是，他坐在那儿，无声无息。起初，我只是觉得他在那里很安静，周围是嘈杂的人声。直到我意识到，他没有一点呼吸，听不到骨头或关节的嘎吱声，没有磨牙或咬牙的声音，没有衣角窸窸窣窣的声音，更没有说话声。人没有了生命，就会变得无声无息。

这是我第一次如此近距离地接触死亡，原来死亡就意味着无声无息。我当时在想，人们总是害怕沉默，是不是就是这个原因，因为沉默不可避免地预示着人终将死去的宿命。

父亲去世前一周，我帮母亲安葬了和她生活了二十年的老伴儿——道格拉斯。他们没有结婚，但我还是叫他继父，因为在我心里他就是我的继父。我母亲哀悼他，我们都怀念他。他在他厌恶的疗养院里熬到了死。由于新冠疫情，我们甚至不能去看望他，更不用说握住他的手，陪着他到最后。为此，我们深感遗憾。和其他成千上万因新冠疫情逝去的人一样，他去世时并没有得到应有的安慰和尊严。

父亲去世那天，我觉得胸闷，可能是因为我当天去跑步了，也可能是因为我下意识地想摆脱那种压抑的感觉，想要大口地呼吸，把胸中翻腾的愤怒和悲伤都甩掉。

然而，事与愿违，胸闷的感觉却越来越让人窒息。

那天晚上，我住在父亲家里，睡在他书房的一张行军床上，床单和被子都是橙色的。我紧紧地靠他的书桌旁，周围堆满了他的书。他的笔还放在那儿，笔记本上的那句话还没写完。他的开衫搭在椅背上。我父亲总喜欢给特定的物件儿赋予重要的意义——石头、羽毛、贝壳、小雕塑。我旁边的这些小物件儿被精心地放置在固定的台面和架子上，这样他在写作时抬眼就可以看到。房间里弥漫着他的气息、他存在过的痕迹，以及他寄予的期望。

那晚是我第一次觉得自己根本不可能睡着，我一点儿睡意也没有。我挑了几本他的书来看，打算就这样对付一夜，哀伤却又清醒。然而，令我惊讶的是，那一晚我睡得很沉，连梦都没做一个。醒来后，我既震惊又羞愧。我非但没有彻夜痛哭，反而度过了记忆中睡得最好的一晚。在经历了人生中最令人沮丧的时刻之后，我怎么能睡得这么好？这说明了什么？后来我在一本书中读到，像我这样的反应并不罕见，大脑会在必要时自动关闭——这是一种进化机制，是在保护我们，确保我们活下去。

然而，好景不长。

接下来的十天里，我一直住在父亲家里，忙着筹备葬礼，确认尸检结果，办理死亡证明，通知亲朋好友，撰写讣告，布置父亲的（纸板）棺材，为继母买菜、做饭，处理一切伴随父亲的突然去世扑面而来的各种琐事。而继母好似灵魂出窍了一般，有时候我实在搞不清楚她到底神游到了哪儿。后来我才知道她这是陷入了"休克"状态，这种心理状态可以保护我们不至于痛不欲生。我觉得"休克"状态更像是一个介于医院与家庭之间的场所，而继母已悄然地、不由自主地将自己送入其中。

我以继母的这种游离的状态为借口，让自己忙得团团转，看上去很能干的样子。然而每当夜幕降临，蜷缩在橙色被褥里，凝视着父亲书架上的书籍，我便再也无法伪装下去了。整夜里，胸闷的感觉都让我感到窒息，我觉得自己也要心脏病发作了。我哭泣着，喘着粗气，咽着口水，然后试图让自己集中精力，放慢呼吸。就这样直到第二天早晨，起身又开始新一天的操持。显然，第一晚我睡得那么好并不正常。我翻箱倒柜，想找点儿安眠药之类的，好让我度过漫长难熬的夜晚。我尝试了各种安眠药、褪黑素和含镁药物，往枕头上洒过洋甘菊和薰衣草精油，戒掉电子设备、咖啡因和酒精，还试过助眠的古方。然而，这一切都无济于事。

后来，我让自己更加忙碌。为了抚慰家人的哀伤，我在网上相中了一只小狗，父亲葬礼后的第二天我就把它领养回家，还为它买了玩具和狗粮。为了疗愈至亲突然离世的痛苦，还有比把一个新生命带回家更好的方式吗？又有什么比一只小狗更能容得下我们无处安放的爱呢？

自从我们把小狗带回家的那天起，它就生病了，整日里无精打采地躺着，偶尔咽咽口水。看着小狗弱小无力的身躯，我心里充满了不祥的预感。圣诞节那天，我开车送它去离家最近的镇上看急诊。兽医怀疑它感染了犬细小病毒。兽医说，治疗这个病需要很长时间，费用也很高，但最后活下来的概率仍然很渺茫。他还说，由于疫情肆虐，管控条例层出不穷，又刚好是圣诞节假期，治疗周期会比平时更长。

兽医耸了耸肩，告诉我们："这只小狗可能来自繁殖场，估计那一窝小狗都活不下来。"

我们的小狗在兽医院住了五个晚上。医院不让我们探望，而且由于犬细小病毒的致命性和高度传染性，小狗被隔离了。我们打了好几次电话询问小狗的情况。然而，每次兽医都会问我们是否愿意让小狗安乐死。小狗的诊疗费用越来越高，但它还是不吃不喝。不过，在化验结果出来之前，还没法确诊。

"还有希望吗？哪怕只是一线微弱的希望？"我泪流满面地问，而兽医的回答千篇一律："或许还有一线希望……希望总是有的。"

第五天晚上，兽医打来电话，语气沉重地说："小狗的病情恶化了。我觉得现在没有任何希望了。"小狗在兽医院护士的怀抱中永远安息了。我们再也没有见到过它。

几个星期以来，我一直沉浸在小狗的死带来的痛苦中。它离开的时候还那么小。我把它从狗妈妈那儿带走，却又任由它死去。我很难过没能保护好它。一只与我们一起生活了不到三天的小动物竟会让我如此痛苦，这让我很意外。我们之间没有任何关系，没有共同的回忆。但即使到了现在，当我写下关于它的故事时，泪水仍然止不住地流，因为这只小狗承载了我太多的期望。我在这只小狗身上寄托了对父亲和继父的怀念之情。陡然间，我又觉得这么想似乎太过沉重，于是哀伤的情感再次回到了小狗身上。

我不想让自己内心深处肆意蔓延的悲伤吓到孩子们，毕竟我还得照顾同样黯然神伤的家人。我哭哭啼啼的样子对任何人都没有好处。于是，我白天跑来跑去，忙着料理小狗的后事，晚上忙着整理父亲的绝版书，一刻都不让自己停下来。

然而，尽管如此，我仍然无法入睡。

后来的某一天，天蒙蒙亮的时候，我突然意识到，晚上睡不着是因为悼念，而我也本该如此。于是，我收起了安眠药，接受了彻夜难眠的事实。那时，我才注意到这和我平常所经历的失眠不一样。慢慢地，我的无眠之夜开始超出了我的预期：夜晚顺理成章地成了我的庇护所。因为白天忙东忙西、照顾家人，而晚上反倒让我有了内省的时刻。

在这黑暗而舒适的夜晚，我开始明白清醒对于我的必要性。

我从来没有像现在这样长时间保持清醒。这和我平常的失眠状态不一样，我不会习惯性地感到恐惧和焦虑。与以往不同，黑夜似乎在移动、在减弱，但又有重量和密度，所以我常常觉得自己被包裹在类似棉花糖或蛋白酥那样香甜柔软的东西里。有时又觉得它就像一层毛茸茸的保护层，柔软至极，让我可以迷失其中，忘却自我。

我记得最清楚的便是那种被黑暗笼罩的感觉。只是，这种感觉从来没有让我感到压抑，它只环抱着我，没有任何疑问，也没有任何要求。黑夜给了我空间和私密感，让我沉静，不被打扰。不过，它却好像在我身边一起一伏地喘着气儿，仿佛酣睡的伴侣，所以我从来不觉得孤独。这个"伴儿"也不是完全无声无息——我的夜晚有自己的声息，比如天空飞过的飞机、路上行驶的车辆、莫名其妙的窸窸窣窣、突然冒出的咔咔声。我渐渐明白，在我身边还有一个完整的世界苏醒着。这是我头一次听见这些细微的声音——心脏跳动的声音、吞咽口水的声音以及脚跟摩擦床单的沙沙声。这不就是那个夜晚的我吗？

　　每天晚上，当我睁开双眼，父亲的身影便会浮现在我的脑海中，道格拉斯和小狗也渐渐显现。他们提醒我，失去的就再也回不来了。我的胃里空荡荡的，胸口堵得慌。接着，黑暗忽然降临，仿佛在说："还有我在这里，我愿意为你效劳。"于是，我身体上的痛苦好像减轻了一点儿，一股如释重负的感觉涌上心头，仿佛有人在告诉我：你不需要站起来，也不需要变得坚强，没有什么需要你去张罗。这时候，我可以沉浸在悲伤中，拾起那些我害怕失去的记忆。我想知道：我的父亲在哪里？道格拉斯和小狗在哪里？他们都去哪儿了？

　　我本是个不可知论者①，那个时候却满脑子想的都是这些问题。白天我根本没有时间去思考这些，而且白天想这些显得有点可笑，不太可能得到任何答案。但到了晚上，一切似乎就顺理成章了。我们大概都有过在黑暗中摸索着找东西的经历，比如在黑暗中摸索着寻找门把手或是车钥匙，我们会耐心且从容地这儿摸摸，那儿找找，找不着也很正常。可要是在大白天，找不着会显得我们很没用，自己都会觉得自己很蠢，不由得感到焦虑和沮丧。同理，我觉得寻找逝者的下落也必须在晚上，在黑暗的掩护下进行才行。

　　暮色褪去，天空从丝绒般的烟灰色变成了不透明的银灰色，轻

---

①《剑桥词典》释义，指对神存在与否不能肯定或认为不可知的人。——译者注

薄稀疏，斑斑驳驳。黎明的阳光照进房间里，窗外的车辆多了起来，鸟儿也开始叽叽喳喳地叫着，这让我的问题显得荒谬极了。没了夜色的掩护，我也无处遁形。我的眼睛又酸又涩，空洞无神。此刻，我只想睡过去。然而，黑夜赋予了我比睡眠更深刻的东西，它给了我简单、纯粹的时间和空间，更将我从所谓的白天的思虑中解放出来。

夜里睡不着的时候，我听到大厅的地板吱吱作响，我想，也许是孩子们醒了，他们正开动脑筋思考着我所关心的问题。我不禁想到，近期有数十万人死于新冠疫情，这意味着成千上万的人也和我一样难以入睡，独处一隅却经历着同样的煎熬，辗转难眠。失去挚爱的人们，孤独却又似乎彼此相通，生活在同一个残缺的世界里。这样的画面充斥着我的想象。于是，我开始好奇，那些跟我一样睡不着的哀悼者在做些什么、想些什么，又感觉到了什么。

事实上，失眠常常是因失去而触发。《睡眠医学评论》（*Sleep Medicine Reviews*）最新的研究指出，丧亲之痛与入睡困难、持续睡眠困难以及睡眠时间减少有很大关系。简而言之，没有人能在失去至亲时睡得安稳。研究还发现，人越悲伤，睡眠就越轻、越浅，越睡不着。

性别对失眠也有一定的影响。多项研究指出，当失去亲人时，女性更容易出现睡眠障碍。同样，年龄的增长也会加剧失眠的情况。越年轻，睡眠问题就越少。亲人的死因对睡眠也有影响，有研究发现，亲人的意外离世更容易引起睡眠问题。

这样看来，我最近的状态就不奇怪了。中年女性，几位亲人接连意外离世，这些都是让我遭受前所未有的严重失眠困扰的原因。

然而，像我们这样处于哀伤中的人不仅睡得少，睡眠方式也和别人不同。研究人员使用脑电图检测了经历亲人离世的受试者的睡眠波，发现这些人的睡眠情况十分独特，快速眼动睡眠（做梦）较多，而深度的生理恢复性睡眠较少。受试者越悲伤，睡眠变化就越大，失眠的时间自然也就越长。

在父亲去世之前，我已经断断续续失眠了二十多年。我想到了自己会睡不着，以为这次不过是平时失眠状态的升级版。平时我只要吃点儿助眠剂，然后焦躁地辗转反侧一会儿，最后在有声读物的伴随下就能迷迷糊糊地睡着。以前失眠的时候，我常常索性不睡了，凌晨时摇摇晃晃地爬起来，诅咒夜晚，诅咒黑暗，诅咒自己睡不着。

虽然我现在还没有完全从悲痛中走出来，但已经意识到我的夜晚正发生着变化。我开始期待在夜间醒来，沉浸在给我带来安慰的黑夜里，环绕着轻柔又哀伤的寂静，仿佛一切都停滞了一般。到了晚上，我就可以不用假装坚强能干，也不再是安娜贝尔——那个一切尽在掌握的姑娘。我可以悲伤，但又不会让自己的悲伤无意间影响到别人。我能做的不过如此。

黑暗有其简洁的一面，是我喜欢的，也是我需要的。我的眼里没有需要清扫的蜘蛛网，也没有成堆的待洗衣物。我什么也看不见。于是，我开始审视自己的内心。以前，这时候就意味着要花好几个小时想东想西。如果不是想些别的，我就会很焦虑自己睡不着会怎么样，想着缺少睡眠的大脑会变得晕晕乎乎，第二天有可能会干出来多少错事。或者想着自己的血压会升到多高，脑子会多么不清醒，心情会变得多么糟糕。

但是，因为那段时间我正深陷于失去亲人的痛苦之中，被更加严重的问题困扰着，也就顾不上担心这些事儿了。我不再介意整晚睡不着会带来哪些可怕的影响。如果第二天我看起来很疲惫或是有点暴躁，又有什么关系呢？

圣诞节假期一结束，家里其他人就回伦敦了，而我决定留下来，住在城外的小屋里，好离继母和母亲近一点。我还没有准备好面对伦敦嘈杂的生活。世界突然变得比以往任何时候都更加喧闹。我觉得自己的耳膜都要被刺穿了，城市的噪音让我受不了。飞机的轰鸣声、汽车的喇叭声、救护车的警笛声、摩托车的轰隆声，一切声音似乎都被放大了，异常刺耳。那段时间，这些声音听上去都像是丧钟，让人恐慌。

乡下夜晚的声音就柔和多了。风吹过的声音，附近田野里羊群咩咩的叫声，门前柳树的沙沙声，都会让我心生欢喜。还有夜晚雨滴的奏鸣曲，绵绵细雨刷刷地拍打在玻璃上，叮叮咚咚掉落在屋顶上，在黑暗中散落开来，仿佛天上落下的音符。在这些声音的映衬下，夜晚显得更寂静了。这寂静恰如我的空虚感，夹杂着各种可能。

然而，我渴望的却不只是寂静，还有黑暗，极致的黑暗。我花了几个小时用胶带遮住路由器上闪着蓝光的灯，又用纸板挡在窗户上不让光线透过来。每一束人造光对我来说都是一种冒犯。我不知道自己为什么突然如此渴望黑暗，过去我一直怕黑，怕被遗忘，怕黑暗带来的压迫感，怕黑暗触发可怕的胡思乱想。然而，此刻，黑暗却让我感到很自在、很舒服，它神秘地诉说着希望和救赎。我学会了在黑暗里识别各种色调和纹理，黑暗可以像羽毛一样轻柔，像皮肤一样绵软，也可以像毯子一样厚重。我惊奇地发现，当我对黑暗的感觉发生变化之后，就如同被施了魔法一般，自己也随之改变了。

我仍然无法入睡，但这又有什么关系？在没有光线和噪音的环境下，我感受到了另一个我在萌动。正是在睡不着又思绪如潮涌的夜里，我第一次遇到了夜晚的我。

在一片寂静中，我听到自己在轻声哀鸣。在半梦半醒之中，我倾听着自己的声音，想要了解这个时刻的自己。刚开始，我的思想、感受、知觉、记忆发生了微妙的变化。在这些细微的变化之中，我发现了夜晚的我。她不像往常那样能条分缕析、合乎逻辑地想问题，也没有那么乐观，时常惆怅多虑，一遍遍地重温自己的想法、与别人的对话以及记忆里的事情。时间越拉越长，我的思想、感受、知觉和记忆仿佛慢镜头般移动。我更倾向于提问、质疑和沉思。这个世界在我看来越来越不确定。只要我还有那么一些掌控感，这一切似乎就还不错，因为我在反思，不至于狂躁和偏执。然而控制住自己却不容易。我逐渐变得暴躁易怒，情绪来去如闪电，突然地就陷入了悔恨与巨大的悲痛之中。寂寞长夜里的情绪波动时常让我感到不安。然而，这样的思维方式又是我喜欢的，因为它松弛、无拘无束、轻盈飘逸。我的思想、感受、知觉和记忆如潮水般漫无边际地流淌。夜晚的我，不想去定义什么，不愿去梳理，更没兴趣去判断。

起初，我觉得这些变化是巨大的悲痛引起的，但后来我想起了以前那些没有睡眠焦虑的夜晚。我意识到自己之所以觉得夜晚的我并不陌生，是因为她一直和我在一起，只是我根本没有注意到这个自己。我习惯性地想要在夜晚保证充足的睡眠，同时又喜欢晚上开着灯，根本没有注意到夜晚的我的存在。

这一次，我决定迎接夜晚的我，与她交个朋友。

不羁于世

诺拉说："我曾经认为，人们睡觉只是为了休息，
或者说，即使不睡觉，他们也还是他们，但是现在……"
她点燃一根香烟，双手颤抖着说，"现在我明白了，
夜晚可以改变一个人……"

——朱娜·巴恩斯，《夜林》

1484 年 6 月，在意大利北部的布雷西亚省，一个十五岁的小女孩悄悄溜下床。她踮着脚尖，轻轻绕过熟睡的姐妹们。夜幕降临，屋里漆黑一片，小女孩勇敢地走在木地板上，她熟悉这房间里的一板一木、一砖一瓦。踏在门厅冰冷的大理石地板上，她的脚底感到丝丝凉意；走到厨房不平的石板上时，才有了些许暖意。当然，早在双脚感受到厨房地板的温度之前，她就闻到了厨房里熟悉的味道——烤羊肉、大蒜，还有迷迭香的味道。听到壁炉里的余烬发出轻轻的噼啪声，她松了口气，因为这样就不用浪费宝贵的十分钟去找引火草了。她在石头架子上摸着，找到了蜡烛盒。她的手小心地避开昂贵的蜂蜡，取出柔软、粘手的羊脂蜡烛。小女孩用壁炉里的余烬将蜡烛点燃，琥珀色的烛光散满了厨房。刚才她就只睡了一个小时，刚醒来那会儿头昏沉沉的，然而这会儿她已经清醒了。她的心突突地跳着，准备好去享受接下来的几个小时。

她知道明天是洗濯日。她得洗全家人的衣服，要给弟弟妹妹们上课，还得记下家里一周的开支，帮助厨师给四磅葡萄干去核，监督园丁清除苹果树上的飞蛾，晚上七点还要陪父亲吃晚饭。需要她处理的家务一件接着一件，无聊至极。不过，这会儿她什么也不想，因为现在是属于她一个人的时间，能让她在烦闷的生活中透透气。

她将蜡烛放在桌上，然后把纸、笔、墨水瓶和书一一摆好。在凌晨三点守夜人的打更声响起之前，她会阅读关于占星术、哲学的书籍，也读圣经《新约》和《旧约》。然后，她开始奋笔疾书，直到听见公鸡第一声打鸣才作罢。她文思如泉涌，一个个想法呼之欲出。她得抽丝剥茧地梳理这些想法，翻来覆去地琢磨。她明白，只有当她的思想能够信马由缰的时候，她才能将这些奇思妙想用文字记录下来。她在确定一个想法的时候常常会问自己：这个想法经得住考验吗？是否和房间里明亮的蜡烛一样清晰？更重要的是，她敢将这个想法公之于众吗？

她的双手微微发颤，然后紧握成拳。因为在夜深人静时冒出的这些想法不仅天马行空，同时也毫无顾忌地藐视着教堂里的陈规、家庭的束缚和自己的内心……劳拉·塞雷塔（Laura Cereta）披上披肩，拍死一只蚊子，然后翻开一本书。属于她的夜晚才刚刚开始。

随着科学家们对昼夜节律的研究越来越深入，人们逐渐发现，大脑在晚上比在白天更加活跃。研究人员注意到，人们在晚上醒来时常常会有些反常的行为，包括"去抑制""适应不良"以及"失调"[①]。他们还发现，这时候许多人会倾向于有一些冒险的、违反常规的和

---

① 这是三个心理学名词，"去抑制"指一种减弱或缺乏克制、抑制、控制的状态；"适应不良"通常用于描述那些阻碍个体有效功能或适应周围环境的行为模式；"失调"描述的是失去正常调节或控制的状态。——译者注

冲动的举动，也会去思考和尝试一些白天不会想也不会做的事情。有人认为，这是因为晚上大脑中会分泌各种激素，比如后半夜大脑中分泌的多巴胺会达到峰值。多巴胺通常会给人带来活力和动力，但当睡眠不足时（这意味着起"监督"作用的多巴胺受体会减少），视觉色调就会随之改变，我们的感知和感觉会更明显、更强烈，或者变得扭曲。有研究人员认为，夜间大脑的这种变化会使人们倾向于"寻求刺激"，触发"冲动行为"，还会产生"妄想"。但对于受世俗礼法观念限制和约束的女性来说，这种引起人体生理机能变化的激素能否让她们释放无所顾忌的天性呢？能否促使她们做出一些白天里想都不敢想的事呢？

我的思绪仍然沉浸在悲伤之中，没有叛逆的妄想，也没有鲁莽的念头。但当我研究其他受失眠困扰的女性所写的著作时，我察觉到了一种危险的思维模式——貌似她们的头脑在晚上会"离经叛道"，产生叛逆的想法，而这些想法在白天根本不可能出现。我好奇地想知道，这些女性是否会在黑夜的庇护下，不再循规蹈矩，不再在乎被评头论足，情愿独自享受孤独的无眠时间。

后来的那些晚上，我也找到了属于自己的狂欢。我发现自己白天很难提起精神，也注意到自己在清醒时总会压抑内心的想法。突然，我竟第一次发现，劳拉·塞雷塔这位 15 世纪女权主义的先驱人物、激进思想的传播者，从小就格外珍惜夜晚的时光。

对于塞雷塔来说，无眠之夜让她有机会思考道德问题、精神问题，以及哲学问题。然而，塞雷塔所做的远不止于此。她将夜晚视作"虽无法入眠，却可提升自我的宝贵时间"。正是在那些睡不着的晚上，她萌发并记录下了许多在中世纪的意大利闻所未闻的激进想法。

1486 年，她写道："这本厚厚的书札见证了我在夜深人静时迸发的灵感。"当时她才十七岁，就已经在与其他文艺复兴时期杰出的思想家通信，交流学术观点。而这些信件全都是她在那些文思如泉涌的无眠之夜里写出来的。

起初，塞雷塔在无眠之夜里思考关于自我和意识的问题，想要理解"我是谁"。但随着时间的推移，她关于自我的思考逐渐变少。她将注意力转向了婚姻、生物学，以及教会对女性的压迫。从书札中可以看出，她变得越来越愤怒，她的思维像是被点燃了一样，燃起了渴望复仇的火焰。她写道："正因为如此，因失眠而拿起的笔觉醒了；正因为如此，长期遭受压制的心像火山一样爆发了。"

塞雷塔主张女性应接受教育，已婚女性也不应被束缚在烦琐的家务中。这一观点比玛丽·沃斯通克拉夫特（Mary Wollstonecraft）的观点早了三百年，比妇女参政论者的观点早了四百年。她劝告朋友们"不要屈服于权威……要听从自己内心的声音"。

劳拉·塞雷塔"内心的声音"吸引了我的注意。那么，该如何解释"内心的声音"蕴含的大无畏精神呢？

众所周知，大脑中有一个区域负责管理人的思想、制订计划、评估风险，确保行为举止得体。而当我们感到疲劳时，大脑会松懈。我们保持清醒状态的时间越长，分管命令和控制的前额皮质就越难以发挥它的作用。但新的研究表明，前额皮质的功能可能与昼夜节律密切相关。因此，即使人并不疲倦，前额皮质在晚上也无法像在白天那样发挥作用。

这一点对女性来说尤为明显。不仅因为女性受传统文化的约束更多，还因为女性前额皮质的体积更大、功能更活跃，构造也更复杂。研究人员认为，这些特性反映了女性强烈的"冲动控制"行为。对女性来说，摆脱世俗和权威的压迫是永恒的主题。

于是，塞雷塔和许多越是在黑夜越自由的女人们一起，让我见识到了夜晚中的那些个我焕发出的勇气和叛逆。这样的女性数不胜数，从乔治·桑（George Sand）到维塔·萨克维尔·韦斯特（Vita Sackville-West），从西蒙娜·韦伊（Simone Weil）到麦当娜（Madonna），从多萝西·帕克（Dorothy Parker）到弗兰·勒博维茨（Fran Lebowitz），从玛丽·沃思（Mary Wroth）到朱迪思·赖特（Judith Wright），从路易丝·布尔乔亚（Louise Bourgeois）到琼·米切尔（Joan Mitchell）。白天好像很荒谬的想法，在夜晚似乎合情合理。无论怎样，以塞雷塔为首的这些先锋女性们让我明白，夜幕降临之时，我的世界绝不会随之缩成一团，凭着我的一己之力就能放飞自己。

　　塞雷塔八岁时住在修道院里，在那儿她有了第一次失眠的体验。女修道院院长教塞雷塔用绣花针刺绣，借此度过漫漫长夜。自那之后，对塞雷塔来说，夜晚就不那么可怕了。很久以后，塞雷塔回忆起那段整夜刺绣的时光，仿佛微风拂面，让她满怀希望。

　　塞雷塔十岁时，家里人把她接回家，让她帮忙照看五个弟弟妹妹。十二岁时，她就已经成为家里的顶梁柱了。十五岁时，她出嫁了，开始有了自己的家庭。责任像重担似的压在塞雷塔的肩上，她只能在夜深人静时享受独属于自己的时间。她在文章中写道："我没有闲暇时间用来写作和研究，只能利用晚上尽可能地做我自己的事情，所以我晚上几乎不睡觉……黑夜让我偷得些许时间，能不被打扰地独处一会儿。"整晚的无眠让她有时间静静地思考，也让她得出了一个在那个年代惊世骇俗的结论：大自然赋予所有人平等且自由的学习的权利。这些想法完全由她独创，在黑夜和无眠的助力下开花结果。

　　是否有这样的一种可能：塞雷塔的叛逆思想来自不再受白天控制的那个夜晚的我？这只是我们的推测。因为探讨睡眠不足对人们白天生活的影响方面的研究汗牛充栋，却很少有人研究晚上处于失眠状态下的大脑。在我撰写这本书时，还没有人研究过失眠状态下女性的大脑会发生怎样的变化。但是，随着人们对昼夜节律的认识不断深入，更为具体和清晰的图景逐渐展现在我们面前。2016年，研究睡眠的专家迈克尔·佩里斯（Michael Perlis）在其公开发表的一份前沿研究报告中指出，在午夜十二点至早上六点之间保持清醒的人中，自杀的发生率非常高。而睡眠专家安德鲁·塔布斯（Andrew Tubbs）后续的一项研究也发现，萌发自杀念头的人数在这段时间达到了峰值。佩里斯和塔布斯想知道：自杀是否可能与晚间大脑的神经元变化和生理变化相关？

2022年，一份名为《午夜之后的大脑》的研究报告证实，在夜间清醒的状态下，大脑会发生变化。该研究发现，诸如犯罪、暴力、自残、药物滥用和不健康饮食等负面行为倾向在夜间进一步放大。相比较其他时间，戒烟成功的人在午夜之后复吸的概率会变大。塔布斯和他的团队一直想弄清楚：为什么人们夜间的行为会与白天时迥然不同？在查阅了数十篇相关文献后，他们总结了可能影响大脑夜间思维状态变化的五点原因。

首先是突触饱和理论。简而言之，我们的大脑在白天充斥着各种冗杂的信息，到了夜晚，大脑机制默认要将这些无用信息清除干净，以便为第二天接受新的信息保留存储空间。该理论的支持者认为，就像肌肉纤维不断收缩时人们会感到疲劳乏力一样，中枢神经系统也是如此。如果我们彻夜未眠，大脑的许多突触都将处于饱和状态。由于无法像白天那样快速反应，大脑便会另辟蹊径。

其次，夜间大脑的变化可能是由激素变化引起的。晚上准备睡觉时，能让人保持心情愉快的血清素和使人精力充沛的去甲肾上腺素会减少；与此同时，体内会分泌大量让人有睡意的褪黑素。然而，奇怪的是，与精力和欲望相关的多巴胺却在夜间达到了峰值，而且与冲动和冒险相关的睾丸激素在黎明前也呈稳步上升趋势。这就解释了为什么一些研究人员推测：晚上更有可能发生冲动、冒险和寻求刺激的行为。此外，如果我们在还没睡着时就感到压力、愤怒、焦虑，身体就会产生大量肾上腺素，从而直接影响到我们的思维和情绪。

第三，人的情绪会随着昼夜节律而变化。多项研究表明，大多数人在白天积极乐观，而在凌晨一点到四点之间则有可能陷入情绪低谷。这种变化究竟是受到化学物质、环境、遗传、进化方面的影响，还是源于文化或社会方面的因素，目前尚不明确。但大量研究指出，诸如欲望、怀疑、忧郁、遗憾和内疚等情绪会在夜间凸显。在《午夜之后的大脑》这篇研究报告中，塔布斯将这种情况称为"积极和消极影响理论"。

第四，关于午夜之后大脑会发生变化的解释来自进化论。这种说法认为，晚上大脑触发的唐突行为能帮助我们活下来。回溯几千年前，黑暗对于人类来说是极其危险的，因此，在晚上人们的行为和反应会与白天不一样。例如，天黑后人的饥饿感会减弱，这样人类的祖先就不需要外出觅食了，而为了随时应对袭击，人类的祖先在晚上会更警觉，更具有攻击性。

第五，如前所述，当我们严重睡眠不足，或是在夜间保持清醒时，前额皮质（抑制作用的主要驱动因素）的表现会不一样。在一天结束时，前额皮质不但会变得十分疲劳、效率低下，而且与大脑其他区域之间的连接在夜间似乎会减弱甚至断裂。有科学家认为，做梦的部分原因是疲惫的前额皮质放松了对大脑的控制。一旦大脑从严格的束缚中解放出来，便开始疯狂运转，产生迷惑又不恰当、生动又荒谬、熟悉又陌生的想法。

夜间，大脑还会发生一些其他的变化。某些神经元表面的受体和分子数量会增加，从而使其对诸如激素调节和药物等更加敏感。塔布斯认为，这可能会引起某些细微的变化，使人更容易关注情绪，不太能平衡风险与回报，而且更容易让人陷入沉思。

但如果换一个角度来看，人在深夜里醒来可能会有更深刻的感受和更生动的想象力。人的行为可能更随性，情感上更开放，更倾向于反思和质疑，对什么也不相信。这时候，人也可能会表现得更鲁莽。因此，某些危险、不寻常且令人惊讶的想法就会随之而来。

想要理解这些想法没那么容易。难道仅仅是因为白天忙于各种琐事，或者是因为晚上独处的缘故。孤独感是否也会引起一系列生物化学反应？人在感觉上的变化有多少是因为黑暗而导致的？根据神经生物学家安德鲁·休伯曼（Andrew Huberman）的说法，当自然光逐渐消失，眼睛切换到夜视的那一刻，大脑就会打开新的通路。夜晚，人们看不清色彩，也无法辨别物体的形状或大小。视线变得模糊，可以看到事物的轮廓，但看不清到底是什么。相比于其他感官来说，大脑将视觉置于首位，所以夜间视力变差会让人感到不安，顿时产生一种脆弱和不确定的感觉。

人类的祖先早已习惯了黑暗，并采取了多种方式来缓解黑暗带来的恐惧感。他们群居共处，靠星星辨别方位，观察月亮盈亏用以计时，用脚步丈量土地。他们的夜视能力可能比现代人更好。一些遗传学家认为，人类的远祖可能是在夜间行动的某种哺乳动物。

然而，生活在 21 世纪的我们有电子地图，无须依靠星星指引方向。我们还有厚底鞋，再也不用担心硌着脚。我们的夜视能力也因为不常用而退化了。因为有各式各样的人造光源，不用再害怕周围漆黑一片，所以如今有好多人都习惯独居。可是，越是这样，我们就越害怕黑暗和夜晚，越发对失眠深感不安。

当我被黑暗包裹，所有的想法都在清醒的大脑中闪过，我听到了那个夜晚的我催促着自己："接受现实吧！接受现实吧！接受现实吧！"我突然意识到，我不应该再服用安眠药和其他的助眠剂了。这是我第一次对无眠放任自流。我突然冒出了一个念头：我们正被数亿美元产值的睡眠产业裹挟着，焦虑无比。八小时的睡眠（完美地分配给深度睡眠和梦境睡眠）被认为是万能解药，于是人们想方设法地要保证睡眠。

与劳拉·塞雷塔同时代的人把她看作是异类，因为她不仅敢于公开表达自己的思想，还敢于在晚上失眠时做一些当时只有男人才能做的事情，并且还做成了。从她的书札中可以看出，她因为激进的思想和大胆的行为受过许多攻击和嘲笑。当塞雷塔难以承受这些时，她选择刺绣来平复心情。她的绣像也同她的想法一样非同寻常，她曾经给一条披肩绣上了龙和豹的图像。曾经有三个月的时间，她因为晚上睡不着，就干脆起身，梳理羊毛，纺成毛线，然后勾勒出自己的形象，绣成图，并且还骄傲地题字："这就是在黎明的第一缕阳光出现前我所做的一切。"

然而后来，塞雷塔的创作之夜戛然而止。她再也无法用自己那灵动的双眸、朦胧的大脑和梦幻般的笔触去书写流淌着激进思想的书信了，再也绣不出龙和豹了，再也无法彻夜学习了。

在丈夫和父亲相继去世后，塞雷塔"内心的秘密声音"被悲伤淹没。无声的哀悼替代了之前通宵达旦地写作。她的悲伤难以言表，她曾解释说："我本已经习惯了的思绪化作了泪水。"

这是真真切切的悲伤。我们纵然辗转反侧，难以入眠，却也无法将自己的思想转移到其他地方。我们不得不沉浸于哀伤之中，无声地啜泣，努力地探寻。我们不知道这样的悲伤会持续多久。正如塞雷塔所写的那样："时间不属于我们任何人，而是取决于日出日落。"

后来，我回想，写作这本书的念头正是萌发于那些哀伤得睡不着的夜晚。不然我怎么会开启这样一个矛盾重重又复杂棘手的写作计划呢？无须多言，白天的那个我是不可能同意这个写作计划的。

想象力

它存在于黑暗之中……光明之下寻不着它的踪迹，
光明降临之前它就在那里。可以说，是它给了我力量。

——托妮·莫里森，《巴黎评论》第 128 期，1993 年秋季

一想到劳拉·塞雷塔，我的内心便开始躁动不安。几个星期以来，我的夜晚都笼罩在寂静中一动不动。那时的我沉浸在悲伤的漩涡中无法自拔。但现在，我感到那个刚刚觉醒的自己在大脑中跃跃欲试。我打开心房，从内心深处翻找出尘封已久的画面和记忆，还有已经遗忘的过去。我想起了以前在夜里偷偷写小说的日子。曾经有三年的时间，我每天都蹑手蹑脚地走到昏暗的厨房里写作，直到孩子们睡眼惺忪、摇摇晃晃地下楼才停下来。那时我还没觉察到夜晚的我已然存在。不过，如今我清楚地看到了她，我怀疑我的第一部小说就是那个时候夜晚的我所作。

也许我之前并没有发现夜晚的我。但在寂静的深夜里写作时，我隐约感觉到大脑的思维方式不太一样，满脑子想的尽是些不同寻常的点子。起初，我强迫自己以所谓白天的模式思考问题，用总结要点、推演时间、情节串联、划分重点、人物列表等方式来束缚住我睡意蒙眬的头脑。我的大脑对此表示抗议：列表杂乱无章，图画乱

七八糟，画线的内容多而无序。虽然记笔记很容易，但写作却步履维艰。语言文字并没有按照我想要的方式有序而流畅地呈现，人物形象显得单薄而乏味，时间线也不连贯，让我感到十分头痛。

最终我改变了策略。我躺在沙发上，看了一会儿书，然后关掉灯，任凭思绪随心而动。突然间，灵光乍现，我构想的人物形象也生动丰满起来。一幕幕场景交叠着浮现出来，小说的框架也随着这些片段逐渐成形。在杂乱无章的碎片中，我捕捉到了一些情节、人物、观点、描述和对话的片段，构成了写作的原始素材。在我看来，黑暗仿佛推动着思绪四处飘零，在大脑中建立起了某种不可思议的、奇怪的联系，把记忆、图像、颜色、形状、文字，以及万事万物连在了一起。

我开始将夜晚和黑暗视作通往虚无空间与时间的入口——在那里，我可以保持中立，不把自己代入，想象着把自己重塑成来自另一个世界的人物，没有问题要问，也不做任何评判。

后来，我偶然读到了诗人琳达·帕斯坦（Linda Pastan）的一句诗："我躺在黑暗中，苦苦地探寻问题的答案，却发现答案其实就藏在诗中，奇迹般出现在我眼前。"她将"黑暗"和"奇迹"两个词放在一起，我一下就理解了，那意味着有序、理性且富有逻辑。

黑暗——哪怕是存在于白天的黑暗——似乎都可以释放我们的想象力。十年前，一组研究人员进行了一系列实验：他们让人们开动脑筋，思考家用器具或者其他一些工具除了原本的功能外还有什么别的用途。实验在不同的照明强度下重复进行。结果显示，随着房间不断变暗，人们就会想出一些新点子。这些想法逐渐变得天马行空，新颖奇特。研究人员认为，黑暗促进了创新表现。他们注意到，光线不足反倒会让受试者感到自由，而且黑暗本身似乎释放了一种冒险的、探索性的行事风格。

在黑暗中，不只是我的想法发生了变化。在夜晚的灯光下，我的阅读方式也有所不同。白天，我会按部就班，有条不紊，高效地从头读到尾，从不迷茫。而到了晚上，我则是在书中自由徜徉，略读几页后，便开始反复阅读某个感兴趣的段落。有时我也会从后往前倒着读，但还是会用心体会，仔细琢磨。我觉得这才是夜读的样子。白天我可没有时间躺在沙发上这样放松地读。而且，在白天我本能地不喜欢略读，因为觉得略读是在自欺欺人；也不喜欢漫无目的地一遍遍地读，因为觉得那是在浪费时间；当然更不会倒着阅读，因为觉得那样很荒谬。我开始意识到我的大脑在白天比我想象的更迟钝、更受限、更循规蹈矩。

作家格雷格·约翰逊（Greg Johnson）曾对女性作家做过一项调查，发现她们有将无眠之夜转化为创作优势的特殊能力。约翰逊说得没错，女性常常会表现出一种非凡的能力，能让她们从躁动不安的夜晚中收获灵感，尤其在大脑充满想象力的时候。

翻阅一下梅森·柯里（Mason Currey）写的那本《她们的创作日常：伟大的女性如何腾出时间，寻找灵感和开展工作》（*Women at Work : How Great Women Make Time, Find Inspiration, and Get to Work*），你就会发现有不少女性在晚上为自己找到了一片天地，包括皮娜·鲍什（Pina Bausch）、约瑟芬·贝克（Josephine Baker）、德·斯塔尔夫人（Madame de Staël）以及塔玛拉·德兰陂卡（Tamara de Lempicka）。到底是什么让众多女性在夜晚获得了创造力呢？

宝丽来相机的发明者埃德温·兰德（Edwin Land）研究了该公司数百名科学家的工作后，得出结论：最重要、最具原创性的发明都是来自那些能够独立思考、敢于摆脱他人思维框架的人。赛布鲁克大学的斯蒂芬·施瓦茨（Stephan Schwartz）在 2022 年发表了一篇关于创造力的论文，将"内省策略"列为培养创新性思维的重要组成部分。他写道："必须开辟某种与外部因素相联系的途径……这些因素与智力无关。"

神经科学家们如今也在研究一些机制，为什么人们在本该睡觉的时候却能更松弛、更触类旁通地思考。肯尼思·海尔曼（Kenneth Heilman）认为创造力来自"联想和聚合思维"，当不同的大脑回路交汇融合时，就会产生创造力。他认为，去甲肾上腺素（相当于大脑中的肾上腺素）阻止了这种交汇融合，因为它能将每个回路限制在自己的区域内。到了晚上，去甲肾上腺素分泌减少，大脑就会放松，使人的思路流畅，思绪飞扬。

弗吉尼亚·伍尔芙的许多创作灵感就产生于夜晚失眠时。她每写完一本书之后，就会深受重度失眠的困扰。但当她躺在床上，思绪变得焦躁不安时，就开始构思她的下一部小说了。伍尔芙在1928年出版的最具创意的小说《奥兰多》（Orlando）讲述了一位诗人穿越时空、跨越国界的离奇经历。小说中的诗人竟然活了300年，可以说，这部小说展现了夜晚的大脑所能发挥的全部创造力。

《伦敦晚旗报》(Evening Standard) 将这部小说描述为"一部魔幻的作品，一部狂野的幻想曲"。《星期日泰晤士报》(Sunday Times) 则认为这部小说糅合了"想象与事实、可能与不可能、现实与梦境"。这部小说基本上是在夜间创作的，因为伍尔芙在给维塔·萨克维尔·韦斯特的信中写着："这部小说是我晚上躺在床上写的。"

研究伍尔芙的学者玛吉·休姆（Maggie Humm）表示，正是因为《奥兰多》的魔幻色彩，才使它没有被列为禁书。休姆认为，如果《奥兰多》是一部不那么新颖的（或者说是白天写成的）作品，它就会被认为是一部女同性恋小说，而受到当局的审查。同样出版于 1928 年的《孤寂深井》(*The Well of Loneliness*)就被查禁了。然而，当权的审查者们却没看出来《奥兰多》是在暗度陈仓。

在《奥兰多》这部作品中，伍尔芙将独立思考和不羁放纵这两个最显著的特征糅合在一起。她的天才之处在于，她用不可思议的想象力巧妙地模糊了同性恋这个危险的主题。尽管《奥兰多》是由夜晚的我构思出来的，但伍尔芙仍需要在白天完成整理、组织和编辑等艰苦的工作。她在后来的日记中写道："我发现自己的脑袋（在晚上）会充满毫无条理的思绪，热烈却不成熟。"然而，正是这样的夜晚持续激发了她的创作灵感。经过长期的努力，她最终完成了名为《岁月》(*The Years*)的一部小说。在经历了两个无眠之夜后，伍尔芙的创作取得了巨大的突破，她在 1934 年 8 月 17 日的日记中欣喜若狂地写道：自己终于能够看到小说的结尾了。

我们知道，去甲肾上腺素通常在凌晨时分减少分泌，但这并不是唯一会在夜间减少分泌的激素。皮质醇（使我们保持警觉和集中注意力的激素）也会在夜间减少，通常在午夜左右达到最低点。研究还发现，和去甲肾上腺素一样，皮质醇也会抑制大脑远端区域之间的连接。海尔曼曾指出：创新的想法是经由内省产生的，而任何抑制内心想法的事物都会威胁到我们的想象力。他认为，如果我们想创造一个有利于促进创造力和创新思维的环境，就应该尽可能地不受外界的干扰。

此外，前面提到过，多巴胺在夜间会达到峰值，这有助于人们开展富有想象力的思考活动。事实证明，多巴胺既是创新分子，又是驱动分子。当帕金森病患者接受多巴胺替代疗法治疗时，其中一个意想不到的副作用就是创造力激增。许多人因此变得文思泉涌，还有一些人因此开始绘画和写诗。神经科学家推测，多巴胺是产生创造力的必备因素，它会在后半夜达到峰值，因为那正是我们徜徉于梦境的时刻。

我认为这些都是滋养夜晚的我的养料。大脑从白天的干扰中解脱出来，摆脱了皮质醇的调控和去甲肾上腺素的抑制，充满了多巴胺，并且前额皮质处于待机状态。这种情况下，夜晚的我很容易将注意力转向内心，进行构造、混合、扩散和转化这样的活动。法国数学家亨利·庞加莱（Henri Poincaré）曾这样描述自己的无眠之夜："思绪纷至沓来，我能感受到它们相互碰撞、彼此交融，形成了一个稳定的组合。"

在半梦半醒间，大脑会产生各种奇思妙想。作家爱丽丝·文森特（Alice Vincent）觉得，凌晨四点的夜色会让她的思维更加真实纯粹："在那奇异的虚无时光里，我的思想最为纯粹，带着破晓的新鲜感和奇异感，尚未被日光玷污，这是白天的思想无法企及的状态。"

作家凯瑟琳·曼斯菲尔德（Katherine Mansfield）也常常失眠，对夜晚带来的"新鲜和奇异"感悟颇深。她的日记以 1910 年的某一天开始，日记里写道："在一个痛苦的夜晚，当我认为自己终于熬到了清晨时，我起身点燃蜡烛，瞥了一眼时钟，结果发现竟然还有一刻钟才到午夜十二点！"

四年后，当曼斯菲尔德重新拾起写日记的习惯时，她依然深陷于失眠的困扰之中："我吃不下，也睡不着，整个人疲惫不堪"（1914年 3 月），"我又开始失眠了"（1914 年 4 月），"我几乎彻夜未眠"（1915 年 1 月），"我在半夜醒来……眼巴巴地等着黎明的到来"（1915年 1 月 11 日），"我无法得到片刻放松，难以入睡"（1920 年 1 月 9日），"（我）一直清醒着，直到第二天凌晨五点半，根本睡不着"（1920年 1 月 11 日），"我一直睡不安稳，躺在床上回忆着过去"（1920 年1 月 12 日），"夜晚的我无法进入梦乡"（1920 年 1 月 16 日），"这个夜晚太难熬了"（1922 年 1 月 6 日），"在黑夜中，我思考了好几个小时"（1922 年 2 月 9 日）。

而如今，当独自面对黑夜时，曼斯菲尔德却享受着夜晚的宁静。深夜是一天中她最钟爱的时段，她觉得这是最美好的时刻，让人领略到了世间罕见的美妙。白天写作的时候，她难以迸发灵感，而在晚上反倒文思如泉涌。正如曼斯菲尔德在日记中写的，她的创造力和想象力在夜间更加活跃、丰富，记忆力也随之增强。她写道：

如今，我已习以为常。当晚上躺下准备入睡时，不仅不会觉得昏昏欲睡，反而更加清醒……我的脑海里开始浮现出现实生活中或想象中的场景。毫不夸张地说，这些场景好像是幻觉，异常生动。我侧身躺着，将手放在额头上，仿佛在祈祷，似乎这个姿势能触发那种状态。例如，现在是晚上10点30分，我身处海上的一艘大游轮上，父亲探过头来问："睡觉前你们谁想出去散散步？甲板上的景色美极了。"美妙的状态便从此刻开始了。我仿佛身临其境，细节历历在目：父亲揉搓手套的动作，夜晚的冷风，周围的物件，手触摸着黄铜楼梯扶手和脚踩着楼梯上橡胶垫的感觉……所有这些细节都比生活中显得更真实、更细致、更丰富。

夜深人静之时，曼斯菲尔德仿佛穿越了时空，在绚丽的色彩中探寻着遥远的记忆。她补充道："我无拘无束，无所不能……我的天呐！这真的太奇妙了。"曼斯菲尔德晚上的想象力如此富有创意，她觉得这简直是无眠之夜赐予她的"礼物"。

这些生动的想象是由失眠或黑暗引起的，还是两者共同作用的结果，我们不得而知。然而，人类学家波莉·维斯纳（Polly Wiessner）的一项研究似乎给了我们一些启示。波莉·维斯纳曾与卡拉哈里沙漠边缘的布须曼人共同生活了一段时间，她想研究这一族群夜晚围坐在篝火旁时都在说些什么。夜幕降临，布须曼人的交流方式会和白天不一样，维斯纳对此很感兴趣。她说："他们在讲故事。"但故事传达的不仅仅是事实，更是情绪和感觉。在讲故事时，布须曼人使用了各种各样的词汇，这些词富有感染力、想象力和同情心，少有说教、指导、现实意义和攻击的色彩。维斯纳还解释道，布须曼人的语言在夜晚变得更有节奏感，表达方式更复杂多样且更具有象征意义。随着词汇和语言的变化，他们的情绪和行动也发生了微妙的变化。维斯纳认为，这种改变让人产生了更大的共鸣，更宽容与平等，让人有了想进入梦乡的平静感。

黑暗和夜晚让人的想象力更加丰富，也让人的听觉更加敏锐。人们会更专注地倾听，建立亲密关系，与人共情。在欧洲，人们以前经常喜欢在夜里讲鬼故事和童话。随着想象力的迸发，人与人之间的关系不断增强。维斯纳发现，与白天时刻紧绷的自己相比，夜晚的我更加自由自在，无拘无束。

当我坐在伦敦家里的厨房写作时，城市的夜色、路灯和噪音相互映衬，寓意深刻。我的第一部小说以一座不夜城为背景，情节主要在天黑后展开。在爵士乐盛行的年代，巴黎的夜晚充斥着灯光带来的新鲜和刺激，这个城市在夜幕中焕发着生机，到处都是华丽的化装舞会、超现实主义沙龙和艺术家的晚间聚会。约瑟芬·贝克赤裸着身体在舞台上跳舞，还有地下同性恋俱乐部，巴黎爵士舞，富人追捧的香槟夜总会，以及为"玩世不恭、放荡行乐"的人举办的酒吧派对，一片歌舞升平。作家弗朗西斯·斯科特·菲茨杰拉德（F. Scott Fitzgerald）经常在凌晨两点与朋友会面，这在当时司空见惯。普鲁斯特（Proust）整晚都在铺着软木地板的卧室里写作。科莱特（Colette）把自己裹在一条毯子里，一口气写到凌晨时分。让·谷克多（Jean Cocteau）经常半夜从床上坐起来，一边抽着鸦片烟斗，一边画着素描。在巴黎，没有人睡觉。至少，不在晚上睡觉。在我看来，无眠的夜色激发了人的创造力，而同时也催生了他们无所畏惧的反叛精神。

我不禁反问自己：我怎么能在白天无趣的日光里写下这段日子的体验呢？

后来，我发现其他以黑暗或夜晚为主题创作的作家也都是一样的，仿佛他们早就知道夜色中的不确定性可以渗透到自己的文学创作中。斯蒂芬妮·梅尔（Stephenie Meyer）在夜间写出了《暮光之城》（Twilight）系列作品。丽塔·达夫（Rita Dove）经常在凌晨一点开始写作，因为她发现夜晚的"神秘和混沌"是创作诗集的重要条件。艾莉森·路易斯·肯尼迪（A. L. Kennedy）在一盏昏暗的金色台灯的照耀下创作出了一系列"暗黑"的人物，她描述自己在夜晚"更容易进入到一种专注而深入的创作状态中，是夜晚提供了独特的创作氛围"。

还有简·里斯（Jean Rhys），她也曾在夜晚无法入眠，写下了《藻海无边》（Wide Sargasso Sea），一本完全沉浸在光明与黑暗意象中的小说。事实上，里斯认为白天的自己是"宠物狗"，而到了晚上则变成了"一匹狼"。黑暗让她摆脱了白天对自己的期待，这种幻觉般的、野性的自由贯穿了她的大部分作品。为她撰写传记的作者写道："简每天晚上都要写作。有一天早上，她听到了布谷鸟的叫声，才意识到自己写了整整一个晚上，而且她已经这样连续写了很多个晚上了。"

还有一个原因可以解释为什么我们在晚上更富有创造力，更容易挣脱束缚，那就是疲劳似乎迫使我们的大脑换了一种思考方式。

神经科学博士安德鲁·塔布斯认为，睡眠不足会诱使机体自动增强大脑不同区域之间的连通性。通常情况下，大脑会平衡局部连通性（相关区域之间的信息交流）和全局连通性（无关区域之间的信息交流）。但是当大脑的某些区域变得疲惫时，全局连通性会增强，以补偿某些区域的局部连通。当大脑以这种独特的方式处理信息时，我们可能会产生新颖的想法。

换句话说，疲惫的大脑就像一位老司机正开车穿过堆满施工路障的道路，当一条街道被挖开进行维修时，司机会绕到其他地区，找到新的路线，因此也免不了会发现城市中有自己未曾涉足的地方。

所以，当大脑疲惫不堪时，我们可能会从思维的深处获得一些意想不到的答案、图景和想法。它们好像来自另一个世界，生猛且不可预测。而在白天明亮有序的环境中，这些奇思异想被保护着、监督着、驯化着。

我买了一个带有环形手柄的狄更斯时代的烛台和一根蜂蜡蜡烛。不管晚上几点醒来，我都会点燃蜡烛，靠在竖起的枕头上，把被子拉到下巴那里，然后开始手写书稿。这样做是为了不受屏幕强光和敲击键盘声音的干扰。夜晚召唤着我全身心地写作——我想感受手在纸笔间移动的感觉，还有笔握在拇指和食指之间踏实的感觉；我想听到笔划过纸张的摩擦声和纸张翻动的沙沙声；我想享受烛光下纸笔和夜晚的我之间的亲密感；我想感受那环绕着我和四周一切的夜色，正是这夜色让孤苦无依的我们又找回了自己。

随着摇曳的烛光，我开始了夜间的修行。我奋笔疾书，写下那些唯恐失去的记忆——父亲向海中抛掷了一把硬币，将果酱搅拌进酸奶中，微笑着把双手握成尖顶状，朝着大海的方向大步走去，海风拂过他的头发。这些记忆跃然纸上，无须修饰，没有遮掩。

几个星期以来，我第一次感到压在心口的巨石被移开，第一次感到被悲伤压垮的想象力逐渐恢复了。我感觉自己在慢慢站起来，在解脱，在升华，仿佛是在小心翼翼地剥橘子皮，缓慢而仔细，又好像是一条褴褛的丝带盘旋着上升。这就是夜晚带给我的创造力吧！

随遇而安

我像圣特蕾莎一样，陶醉在热烈的情感中，

食不下咽，夜不能寐。简而言之，我的情绪被点燃了，

身体仿佛失去了知觉，宛如虚无。

我的思想经历了奇妙而难以置信的转变。

——乔治·桑，《我的一生》，1855 年

几个星期以来，我仔细审视着夜晚的我，发现她有些桀骜不驯，总能想出各种新点子。不过，夜晚的我还有一些其他的特点，其中有一点是我花了好几个月的时间才弄清楚的。夜晚的我时常悄无声息地悬浮于暗夜的地平线之上，无所事事，随遇而安。我尽力去理解这个自己，却发现很难，因为夜晚的我抗拒被理解、被定义。尽管我也是刚刚发现这个夜晚的我，却觉得她那么古老、那么久远、那么原始。夜晚的我能驾驭各式魔法、各种奥秘、无法解释的现象和神圣的事物。白天里，犹疑的我看到或听到的江湖骗术和无稽之谈，在夜晚的我看来，却蕴含着希望。我试着用"敏感""容易受骗""好奇心强""开明包容"来形容夜晚的我，但似乎这些词都不合适。最终，我觉得用"随遇而安"来描述夜晚的我好像还挺合适。

那是二月的一个晚上，雪还没有融化。凌晨一点半，我突然醒来，

想要呼吸新鲜的冷空气。我跳下床，打开窗户。天空阴沉沉的，没有星星，也没有月亮。我站在窗前，冷风钻进屋里，我的身体瑟瑟发抖，隐约能听到狗的叫声，猫头鹰的哀鸣声，以及渐行渐远的车声。突然，我听到一些不同寻常的声音。我怔在原地，确定无疑，那是鸟鸣，好像一串音符划过深夜寂静的天空，随风飘散。此刻，还有六个小时天才亮，为什么会有如此悦耳的鸟叫声呢？

自从我父亲去世后，各种鸟儿就常常看似不经意地出现在我周围。白天的时候，我会觉得只是巧合罢了。然而，在这凌晨时分，鸟鸣声真切地回荡在我耳边，让我禁不住想这些鸟儿是哪儿来的访客，这其中怕是充满了希望与可能吧！我觉得这些鸟儿是来救赎我们的，它们会将我们带入连接阴阳两界的中间地带。我生活在阳间，而阴间在哪儿，我也说不清楚，只知道那里收容了我的父亲和其他逝去的亲人。

我的父亲去世一周后，我们便总是和鸟儿不期而遇。有一天，我的女儿布莱妮告诉我，她在晚上开车回家的路上看到了七只仓鸮。从那时起，与鸟儿的相遇就变得越来越频繁，越来越不可思议。

父亲葬礼的那天早上，在我推开家门的一瞬间，一只秃鹫从树枝上俯冲而下，它尖尖的翅膀轻轻擦过我的头顶，然后振翅飞起，消失在地平线上。这是我第一次如此近距离地感受到飞翔的翅膀扇动出的气流。

三个小时后，当我们驱车前往火葬场时，离奇的事情发生了。一个孩子指着车窗外喊道："快看，老鹰！"我从副驾驶位置上转过身来，因为没有戴眼镜，只能看到一片模糊的褐色田野和光秃秃的树篱。

"真大啊！"孩子们叫喊着，"那是一只金雕！就在那儿！"

我曾在希腊的品都斯山顶有幸目睹过一次金雕的雄姿，却从未想过会在苏塞克斯的田野上再看到这种大鸟。然而，就在父亲葬礼结束后回家的路上，孩子们又指着车窗外喊道："金雕还在那儿！"而我却扫兴地嘟囔着："那是假的！是塑料做的！"

然而，在凌晨时分，当我听到这略带颤音的鸟鸣时，不由得想起了最近总是出没在我身边的老鹰、猫头鹰，还有秃鹫。天知道我还会不会见到更多的鸟儿？夜晚的我喃喃自语："这一切既非巧合，也非偶然。这些鸟儿是特意飞来安慰我的。"这样想着，直到夜深人静时，我的思绪才渐渐明朗起来。

清晨来临时，我便不再想这些神叨叨的鸟儿，却不由自主地打开了笔记本电脑。在搜索栏中输入"金雕"和"苏塞克斯"两个词。映入眼帘的帖子上说，金雕偶尔会出现在苏塞克斯东部。十年前，曾有一只金雕从距火葬场不远的猎鹰中心逃了出来。随后几年里，人们几乎再没见过这只金雕的踪迹。

在我父亲去世后的几个月里，各种鸟儿一次又一次地造访。一只鸭子在我家门前孵出了八只小鸭子，然后带着小鸭子们从我们眼皮底下消失得无影无踪，仿佛从来没有出现过一样。知更鸟栖息在铲柄上，蓝山雀划过窗户，布谷鸟不停地啼鸣，鸽子更是日常的访客，鸸的叫声像鼓点一般，燕子扑棱棱地飞过头顶，屋外的排水管里飞出过画眉，还曾有数百只八哥现身在我们家后面的树上。午夜时分，隐匿在黑暗中的鸟儿开始唱歌。它们是不是一直都在那儿？只是没人注意到。白天的我不信邪，觉得肯定就是这样的，而夜晚的我却又有点儿将信将疑。

长期以来，人们一直认为鸟儿象征着不幸。作家罗莎蒙德·莱曼（Rosamond Lehmann）在怀特岛度假时失去了她视为掌上明珠的女儿，当时就是一只鸟儿向她昭示了那场悲剧的发生。莱曼根本没有注意到女儿身体上的异样。然而，就在她的女儿去世的那一刻，有只黑鸟一头撞上莱曼住的房间的落地窗，当场毙命。

莱曼的魔幻体验并未就此结束，她笃信她的女儿仍然在世，并时刻陪伴着她。她觉得那只撞在落地窗上的黑鸟就是她的女儿。莱曼写道："这只鸟儿不是我女儿的信使，它就是我的女儿。"莱曼神叨叨地逢人就说，搞得大家都很尴尬，只好躲着她，甚至对她嗤之以鼻。布卢姆斯伯里文化圈①的那些朋友们更过分，他们直接把莱曼逐出了圈子。

莱曼的故事是我关注的很多故事中的一个。在一个个这样的故事里，鸟儿仿佛是死神和逝者的使者。在白天，这个想法似乎有点儿荒谬，鸟儿在这些故事里的出现更像是巧合而已。但到了晚上，我又觉得这大概与人的过度悲伤有着某种说不清的联系。夜晚的我由此发出了一连串的追问：为什么逝者的灵魂不能附在鸟儿身上呢？为什么不能是鸟儿感受到了我们的痛苦，前来安慰我们的呢？这有什么不可能的呢？

到目前为止，我认为我晚上睡不着并不是医学上所谓的失眠，而是独属于我的夜间清醒时刻，让我有空沉思、反省和肆意想象。一帧帧画面止不住地浮现在眼前，让我欣喜。我猜想，它们来自记忆深处的某个地方。外部世界的影响或白天的惯性思维通常会把这些画面自动屏蔽掉。我时不时地沉浸于无言的忧伤之中，一会儿又感到宁静的虚无，眼前莫名地突然浮现出生动的画面，这些情绪和

---

① "布鲁姆斯伯里文化圈"，又称"布鲁姆斯伯里团体"，是 20 世纪上半叶以英国意识流文学大师弗吉尼亚·伍尔芙和她的画家姐姐瓦妮莎·贝尔为中心，由一批才情卓越的剑桥知识分子在伦敦布鲁姆斯伯里区逐渐形成的文人与艺术家群落。——译者注

想法交叠出现。我把这看作是不可知论者祈祷的方式，既与上帝无关，也不是要祈求什么，我只是以一种宁静而神圣的方式去感受黑暗，这种感觉难以形容。

这倒也没什么新鲜的，几千年来，人们一直习惯在晚上祈祷。早期的神秘主义者崇尚黑夜，有的人几乎从不睡觉，包括虔诚的修女圣克里斯蒂娜、圣科蕾特、圣凯瑟琳·德·里奇和热那亚的凯瑟琳。据说这些圣女们为了祈祷或者照顾病人彻夜无眠。阿维拉地区加尔默罗修道院的修女圣特蕾莎每晚只在草席上睡四个半小时。锡耶纳地区的圣凯瑟琳每隔一天睡半个小时，她把这称作"向身体偿还睡眠的债务"。

几年前，我偶然读到历史学家亚瑟·罗杰·埃克奇（A. Roger Ekirch）的著作，了解到他提出的所谓双相睡眠的概念，即睡眠过程分为两段，每段睡眠之间存在一到三个小时的清醒期。埃克奇在查证了数百封信件和日记后得出了一个结论：无眠的夜晚自古以来就是人们进行祈祷、冥想、灵修和释梦的黄金时间。埃克奇认为，分段睡眠既不是失眠，也不是无法解释的睡眠障碍，而是一种完全自然的睡眠模式，可以追溯至人类祖先的生活习惯。

所有这些都意味着，在数百年甚至数千年的时间里，人们以开放和超脱的方式看待夜晚，在夜晚架起一座通往灵界的桥梁。对许多土著部落的居民来说，夜晚仍然是祭拜神灵、滋养灵魂和缅怀逝者的时刻。他们中有些人至今还沿袭着睡觉分两段的习惯。

也许，对我来说，无眠之夜演变成神秘的守夜时刻是自然而然的事情。我不再觉得自己的睡眠很糟糕，反而开始觉得自己是一个不错的观察者。毕竟，我们既不是非常讲究逻辑也不是完全理性，人的天性里就存在着歧义、悖论和矛盾。既然如此，为什么非要逆天而行呢？

白天的我仍心存疑惑：难道晚上不睡觉的修女们真的知道我们不知道的事情吗？

数年前，有一个研究小组成功地说服了加利福尼亚修道院的几个修道士和修女，同意在他们睡觉的时候接受追踪和监测实验。修道士和修女们每天半夜都会醒来，因此，这项研究的目标是弄清楚，修道士和修女们的睡眠模式会不会引发特定的生理反应？在修道院生活期间，这些修道士和修女们习惯将闹钟设定在午夜，以便在凌晨起床晨祷。他们遵循的双相睡眠模式，在修道院中已经存在了一千多年。研究人员将这些修道士和修女的睡眠情况与另一组整夜安眠的个体进行了对比，结果揭示了一些微妙但显著的差异。

首先，修道士和修女们的生理机制能迅速适应夜间醒来的模式，在觉醒后体温会升高。

其次，修道士和修女们总的睡眠时长较短。与一般人相比，他们每晚的睡眠时间几乎少了一个小时。我们并不了解这种差异是否与他们在晨祷和吟诵时依然处于深度休息状态相关。研究小组的报告中提到，与对照组中具有正常睡眠模式的个体相比，修道士和修女们如催眠一般频繁地经历幻觉。这似乎表明，两个睡眠阶段之间的时间间隔充当了一扇连接心理状态的门，使他们的心理处于完全打开的状态，他们更像是接受者而非创造者。

就像那个处于随遇而安状态的夜晚的我。

初春时节，我结识了艾莉森。她是一名整骨医生兼萨满教修行者，业余时间会主持黑暗静修。在这个活动中，参与者与专业导师一同在完全黑暗的无电环境中生活 5 至 10 天。这项活动号称是要"朝圣午夜的太阳，与我们自己的光辉相遇"。艾莉森组织的每次活动都人气爆棚，需要提前预约。不过，我倒想问问她：从这个名为"黑暗静修"的课程中能学到些什么？

她回答："黑暗起到了非常重要的调节作用。当你看不到其他人时，你就会尝试用不同的方式了解他们，少些评头论足。你的听觉会更加敏锐，因为黑暗中你看不到其他人的手势、面部表情或肢体语言，所以语言会变得十分重要。"艾莉森解释说，当人处于黑暗中时，在不同的时间段，所有感官都会以不同的方式得到强化，嗅觉和听觉变得非常重要。人们的一举一动都不一样，每个人都变得很具体。大多数人在结束静修时都与自己的身体建立了新的联系。

她补充道："尤其对女性来说，静修是一种解放。"经过静修，女人们不再在意别人的看法。许多女性静修后还会渴望再来一次，而男性一般不会。还有些女性来静修是因为害怕黑暗，她们觉得黑暗静修能让自己不再恐惧黑暗。

艾莉森猜测：很久以前，女性出于保护自己或分娩的需求，栖身于洞穴这种漆黑的地方，这是很常见的现象。而我们对黑暗的恐惧比我们想象的出现得要晚。她说："我们中的许多人都深深地被黑暗吸引。黑暗中，我们有机会以某种方式改头换面，经历改变或重塑自我。想象自己像胎儿一样蜷缩在母体里，周围一片黑暗，仿佛重生一般。其实，这样的修行方式由来已久。也许我们正是被这种迷失在黑暗中的感觉吸引，才来静修的。"

在 20 世纪 90 年代，宾夕法尼亚大学做过一项研究，对一群正在进行祷告的修道士和修女们进行了脑部 CT 扫描，发现他们的大脑前部附近的后顶叶上侧表现出较为平静的状态。这一特定的脑叶在个体的空间导航中发挥着重要的功能。这一发现引发了研究人员的思考：人在精神交流体验过程中，对外界空间的感知能力是否会减弱？似乎身处黑暗环境中也会有同样的反应。

我们疲惫不堪的双眼和具备线性逻辑的大脑，往往会习惯性地接受在黑暗中令人不安的事实。也许只有在这时，才能真正找到我们的目标。在我看来，夜晚赋予人类最伟大的礼物，就存在于那些无法看见的、深不可测的、未知的事物中。

艾莉森认为，上述"未知的事物"中有一个直接源于松果体（诱导睡眠的褪黑素的主要来源）。松果体是由黑暗本身沉淀而成的。在参与黑暗静修二十年后，艾莉森注意到大多数静修者都有过顿悟的体验，对自我或生活产生了不同的认知。黑暗意味着人们在探寻自我，而这种深入内心的探寻是使人们不再恐惧黑暗的一个非常重要的原因。这正是人们参与静修的动机所在。然而，长时间地处于黑暗之中也带来了感知的改变——正是在这一点上，我们感知到了黑暗的精神。

她停顿了一下，盯着我说："有些人认为感知的改变是由松果体释放的 N- 二甲基色胺（DMT）引起的，然而确切原因尚无定论。"

几个月来，我反复读了好多关于 DMT 的观点各异的论文。DMT 有时被称为"精神分子"，是一种由松果体、视网膜和大脑中的酶在体内合成的迷幻化合物。事实上，所有哺乳动物和植物体内都会产生 DMT。里克·斯特拉斯曼（Rick Strassman）是一位研究合成 DMT 功效的临床精神病学家，他认为 DMT 是自然界中普遍存在的物质。然而，它的生物学功能仍然是未解之谜。

服用过实验室合成的 DMT 的人表示，这种成分能带来无与伦比的强烈视觉体验和深刻的自我消融效应。研究人员认为，DMT 可能会在濒死体验、神秘异象、灵魂出窍、精神错乱和梦境等幻觉现象中发挥作用。有些人将其描述为能促发创造性的神经化学催化剂。2018 年，一组伦敦研究人员将 DMT 注射到 13 名志愿者体内，然后测量他们的脑电波。令研究人员惊讶的是，在志愿者做梦时大脑的 θ 波出现了变化的峰值。研究者克里斯多夫·蒂莫尔曼（Christopher Timmermann）将这种现象描述为"睁着眼睛做梦"。

研究人员推测，在人的身体和大脑中，有一种随着压力变化而增加的简单分子，即内源性 DMT，它的作用长期被人们忽视，尤其是它在梦境中的作用，至今仍不为人所理解。在这种情况下，DMT 有可能是一种特殊成分，能够使夜晚的我和白天的我有所不同。

其实，现在在得出任何结论都为时过早。不过，我采访过的一位研究人员认为，DMT 也许确实有其昼夜节律模式，能够在人的梦境和催眠状态中发挥作用。他解释道："DMT 是人体内的迷幻药，不断塑造着我们看待世界的方式，影响着我们对时间和空间的感知。"

我常常觉得，当我晚上醒着的时候，时间似乎过得更慢了，与其说是时钟在滴答作响，倒不如说那是时间在慢慢流逝。我认为夜晚就是这样。在晚上，我注意到自己对空间的感知会变得不一样，但这并不像我之前预期的那样。艾莉森坚信，不管 DMT 是不是"人体内的迷幻药"，它作为一种化学物质，可能会使大脑在黑夜释放天性。当我半梦半醒地游走在清醒与睡眠之间时，经常发现自己置身于模糊的风景中，这种奇怪的感觉就像是在做梦，可我却处于清醒状态。有一天晚上，我撞见了一只戴着绿松石项圈的暹罗猫。它很快消失了，然后又遇到一只黑猫，溜进了阴影中。还有一天晚上，我眼前清晰地出现了一个希腊教堂的画面，教堂里有一个巨大的青铜钟。与梦境不同的是，这些画面非常真切，没有不合理的地方。它们就是一张张图片，不需要解释，也没有意义。

我曾经摒弃和忘记的画面，现在又记起来了。那么，它们是从哪里来的？又为什么而来？

在半梦半醒的状态下，看到什么并不奇怪。所谓的醒前幻觉（hypnopompic hallucinations）是指当我们从睡眠中醒来时出现的幻觉，而入睡幻觉（hypnagogic hallucinations）是指当我们进入睡眠时出现的幻觉。在86%的案例中，这些"与睡眠有关的感知"实际上是视觉上的，表现为眼前出现了动态的形状和颜色，或者动物和人。

但事实是这样的：女性更有可能进入这种半幻觉的状态，还有失眠者和夜晚多次醒来的人也是一样。与睡眠有关的感知安慰着我，因为这暗示了有一个平行宇宙的存在，也许我可以在那里遇见我的父亲。

当然，我并没有再遇见过他。然而，在这个过程中，我开始觉得夜晚不再仅仅意味着时间的流逝。相反，夜晚变成了一个具有独特地形和地貌的空间。最终，夜晚再次转变成了一个伴侣，成为我心心念念的朋友。夜晚的我不愿深入探究前额皮层的放松、多巴胺受体的减少、DMT 的激增等这些机制。然而，在白天，我仍然渴望得到一些解释。像黑暗、梦境、死亡，以及有时在夜晚听到的奇怪呼吸声等神秘现象是否能得到科学的解释呢？

事实上，科学几乎无法对此进行解释。即使那些我采访过的研究人员也不确定为什么会发生上述现象，他们只能推测其中的原因。但从夜晚的我那里传递来的信息清晰得仿佛午夜被阳光照亮了一般，神秘意味着可能性，而可能性则意味着希望。我的父亲并没有走远，他只是去了另一个世界。"上帝的时刻"就是一段让我能够通往未知世界的通道。

愤　怒

夜半醒来，我的仇恨化身成野兽。

——路易丝·布尔乔亚，1964 年

　　父亲已经去世六个月了，我依然无法安眠。白天忙忙碌碌，只有到了晚上，才能稍事喘息。夜晚的我已经成了我的老朋友，她总能随遇而安地思考，偶尔叛逆，肆意想象。我本以为自己已经对夜晚的我了如指掌，然而，冬去春来，夏日已至，夜越来越短，天越来越亮，我发现并没有。

　　我第一次感到无尽的悲伤化作了怒火。

　　因为医生没有注意到我父亲心脏衰弱的情况，我大发雷霆。有位女士让我想开点，遭到我一顿怒斥。我懊恼父亲竟然将心脏病发作的征兆误认为是胃灼热。看到别人买小狗，我禁不住黯然神伤。政客的表演、糟糕的无线网络信号和漫长的排队等候，这些都让我觉得烦躁。让我愤怒的事情还有好多，比如邻居家的狗晚上十点还在叫，孩子们凌晨两点回家关门的声音，凌晨四点飞机轰鸣而过，马修睡觉时鼾声雷动，我醒来就再也睡不着，等等。看到不公平的事，想到不可避免的生命终结，都会让我感到郁结于心。我甚至对自己的怒气感到难以抑制的愤怒。

起初，我以为这些在夜间爆发的火气意味着我顺利度过了精神科医生伊丽莎白·库伯勒·罗斯（Elisabeth Kübler-Ross）所提出的哀伤五阶段：否认、愤怒、争论、沮丧和接受。我庆幸自己能在白天成功地压抑住愤怒的情绪，但又想知道为什么在夜晚就难以抑制这些情绪。我想到了雕塑家路易丝·布尔乔亚，她曾在无数个无眠的夜晚与愤怒"共舞"。如果说有谁知道如何从愤怒和失眠的双重痛苦中获得"创作优势"，那么这个人非她莫属。

　　1998 年，伦敦举办了一场布尔乔亚的新作展览，《每日电讯报》（Daily Telegraph）对此发表了评论。评论者写道，"布尔乔亚无休无止的愤怒让我感到非常厌恶"，然后又指责布尔乔亚"就像品尝陈年佳酿一般品味着她的仇恨，仇恨在舌尖滑动，她则沉醉其中"。

　　他一针见血地点出了布尔乔亚的愤怒。可是，他为什么如此厌恶这愤怒呢？

　　布尔乔亚说："我的愤怒为我所用……实际上正是愤怒给了我源源不断的创作动力。"她化愤怒为力量，一生中创作出了大量雕塑作品和装置艺术，还在散文写作方面颇有建树。在去世之前，九十八岁高龄的布尔乔亚仍然沉浸在血腥的幻想中，想象着儿时拧断那位家庭女教师的脖子。岁月并没有让她变得温和。

　　同时，布尔乔亚也用了大半生的时间让自己保持清醒，在愤怒中保持理智。她曾向一位采访者透露，她的生活一直受到失眠的困扰，这种情况从她二十五岁时，也就是她母亲去世四年后就开始了，而且从未有所改善。

　　1994 年，布尔乔亚利用无眠之夜创作出了 220 张系列画作，其中许多作品都有题词，她把这些画称为"失眠时的画作"。一年后，这些作品在巴塞尔艺术博览会上展出，并被一个瑞士艺术品收藏家族悉数收入囊中。当我仔细审视着她那透露着焦躁不安情绪的画作时，不禁想知道布尔乔亚这个愤怒的夜晚的我到底是怎么来的。在作家塞雷塔描述的"暴怒"中，我看到了夜晚的布尔乔亚。我也在夜晚中感受到了那个怒发冲冠的自己。那么，这些愤怒的我到底从何而来呢？

似乎愤怒也有昼夜节律。在一项以推特用户发布的内容为对象的研究中，至少有三个不同的结果表明，在半夜到清晨的这段时间里，用户的愤怒情绪最为强烈。显然，在昼夜节律中，愤怒情绪在凌晨两点达到最高值。但这种情况并非仅限于推特用户，对小鼠的研究结果也表明，它们的愤怒和攻击行为有着与人类相似的昼夜节律。在灯光熄灭后的一个小时里，小鼠互相攻击的可能性变大。为什么黑暗和愤怒之间会存在某种联系呢？是因为我们在夜晚感到疲倦的缘故吗？还是因为在我们准备入睡时，疲惫的前额皮层放松了对大脑的控制？或者这是一种进化，旨在保护我们免受攻击者的侵害？没有人知道答案。此外，这种愤怒也没有性别差异。研究表明，愤怒对于女性和男性来说一样常见且强烈。显然，女性只是更擅长将愤怒隐藏起来而已。

这样说来，我在夜间感到愤怒这件事忽然变得情有可原了。在黑暗的笼罩下，我可以躺着，内心的怒火燃烧着，让愤怒完全属于我自己。没必要觉得羞愧，更没必要道歉。

但研究还表明，将愤怒的情绪隐藏起来并不意味着我们不再感到愤怒。女性在面对愤怒时能够更好地控制自己的情绪，并在冷静思考之后采取适当的行动，避免愚蠢而冲动的攻击行为。女性能更加谨慎地选择表达自己愤怒的方式，并寻找新的解决方案。这也许可以解释为什么在布尔乔亚失眠时所作的画中看不到无以名状的愤怒，而在她疲惫不堪时创作的"细胞"（Cell）系列艺术装置中却可以看到这种强烈的情绪。她将这些作品称作"红色房间"（Red Rooms）。在我看来，这些作品表达了她内心最强烈的愤怒。

布尔乔亚曾说过，她失眠时的画作来自对平静、休息和睡眠的深切渴望。有些画反映了她潜意识的记忆，另一些则是有待解决的问题，或者她想用这种方式抹去糟心的回忆。换句话说，创作这些画是一种寻求内心平静的途径。布尔乔亚说："对我而言，安稳入睡是我永远无法达到的完美状态。画画给我带来安慰，让我平静。"

布尔乔亚的床边总是堆满了各种画纸、废纸和手稿。当因精神障碍或身体痉挛而惊醒时，她就可以起身作画。布尔乔亚尤其喜欢使用乐谱纸，她解释道："乐谱纸给人一种宁静的感觉……五线谱上的线条让人感到非常平静，还会给人一种节奏感。"布尔乔亚的创作工具五花八门，有随手拈来的各种纸张、钢笔或铅笔，也有圆珠笔、红色毡头笔、粉红色墨水、木炭笔或蓝色圆珠笔等。布尔乔亚的画中充满了各种元素：时钟、时间、相连的形状、她居住过的房子、河流和涟漪、螺旋、漩涡、迷宫、鞋子……所有这些都让人联想到星星和星座、沉默和等待、白天和黑夜。

路易丝·布尔乔亚的故事流传甚广。因为她的父亲一直想要个儿子，所以 1911 年她出生时，她的父亲并不开心。幼年时，布尔乔亚就不得不独自承担起照顾母亲的重担。那时正值 1918 年西班牙大流感时期，她的母亲患上了慢性肺病。为了给母亲治病，年幼的布尔乔亚陪着她四处求医，照顾她的饮食起居，仔细记录就医和用药情况。遗憾的是，布尔乔亚也因此错过了本应接受教育的年纪。

母亲的病情不断恶化，布尔乔亚的父亲却与只比她大几岁的家庭教师发生了婚外情。这场婚外情持续了十年之久，在妻子日渐消瘦之时，他却带着情妇招摇过市，甚至还带着孩子们一起。这种行为堪称无耻，可这位父亲却表现得满不在乎。但更让布尔乔亚不解的是，她的母亲竟然也对此视而不见。

布尔乔亚童年的大部分时光是和女编织匠们一起度过的。布尔乔亚家经营挂毯修补生意，母亲雇来这些编织匠在自家铺子里帮忙。在跟随编织匠学习挂毯编织修复工作的过程中，布尔乔亚显现出了超人的艺术天赋。同时，通过与这些女工们的相处，布尔乔亚接触到许多不同的观念和思想，包括女性的身体、母性的角色以及权力的概念。这些观念和思想渗透到她的艺术作品中，成为她之后创作的重要主题。

母亲去世后，布尔乔亚悲痛欲绝。之后，她开始在索邦大学（Sorbonne）攻读数学学位，渴望数字能带给她清晰而确定的未来。她认为数字是可靠的、恒定的、安全的，数字永远不会背叛你。然而，数字并没有她想象得那样可靠。一年后，布尔乔亚进入艺术学院深造。

父亲的恶意和冷酷给布尔乔亚造成了很大的影响。在她一生的创作中，父亲始终对她本人和她的作品不感兴趣。他奚落她，嘲笑她内心深处的情感，包括她因母亲去世而表现出的悲痛。他觉得自己通奸和布尔乔亚脱不了干系，但又把她捧为自己最宠爱的孩子，寄予厚望。因此，羞怯内向的布尔乔亚经常感到困惑迷茫，频繁陷入自我怀疑之中，她总觉得自己在家中地位低下，甚至排在父亲的那位情妇之后。最后，布尔乔亚终于从痛苦、困惑、羞辱、背叛和愤怒中挣扎出来，创造出属于自己的艺术风格。她不再被这些情绪主宰，而是以艺术的形式将其呈现和释放出来，而她也从那时起开始失眠了。

布尔乔亚的愤怒爆发于父亲意外离世之时，愤怒迫使她不得不面对多年来自己从未被爱过的现实，也让她失去了与父亲对峙的机会。但这个她恨之入骨的男人，也是她生命中最深的羁绊，她再也没有机会向父亲表达自己的想法。父亲去世后，她陷入了深深的抑郁，退出了艺术界，并开启长达35年的集中治疗期。

从那时起，布尔乔亚开始用英语和法语混杂在一起记笔记和写日记，内容极其暴力，令人震惊。贝耶勒基金会高级策展人乌尔夫·库斯特（Ulf Küster）曾写道："她责备别人也苛责自己，恳求他人也恳求自己，痛苦地猜疑夹杂着嫉妒，常怀复仇幻想，仇恨别人也仇恨自己，没完没了，让读者难以忍受。"乌尔夫对布尔乔亚日记中的愤怒感到震惊。布尔乔亚在日记中写道："晚上，我会在房子里踱步，害怕自己忍不住对丈夫和儿子施暴。我发起脾气来，会碰到什么毁什么。我会毁了我的友谊、我的爱情，还有我的孩子。"

晚年之际，布尔乔亚请人把这些日记大声朗读给她听，防止自己遗忘。她说："对我而言，回忆很重要。"布尔乔亚十分担心自己会忘记过去。由于害怕助眠药物的副作用会损伤记忆力，让她忘却愤怒，她便拒绝服用任何有助于睡眠的药物，也因此接受了失眠的现实，任由失眠影响自己的创作。

因此，布尔乔亚在失眠之夜创作的画作只有一个视角：在某个无眠之夜，画家内心脆弱，情绪澎湃起伏。布尔乔亚习惯在夜里把灯全都打开，还会听一听收音机里的脱口秀节目以排解孤独，渴了就给自己泡一杯红茶，饿了就吃一片用铝箔纸单独包装的卡夫奶酪。而后，当整个纽约在她身旁沉睡时，她便开始素描创作，在纸上写写画画，独自坐在房间里，任由回忆涌上心头。

布尔乔亚失眠时的画作并不符合大众眼光。看着这些作品，我仿佛直接窥视到了布尔乔亚纯粹的内心世界，看到夜晚黑暗中的那个她。一位评论家将这些失眠时的画作描述为仿佛是"精神病患者不得不画的素描"。还有人认为这些画作很亲切、天真又可爱，这也正是我喜欢这些画的原因。这些画没有任何矫揉造作的工艺或技巧。这让我觉得自己也可以在夜里涂鸦，拿圆珠笔勾勒线条，或者写下游荡在脑海中未经打磨的文字。

在路易丝·布尔乔亚小时候，有一天晚上，一家人在花园深处吃晚饭，周围一片漆黑，伸手不见五指。老布尔乔亚先生打算让路易丝学着摆脱恐惧，于是命令她回房间里拿一些东西过来。

小路易丝知道，自己是女孩，不受父亲待见，于是鼓起勇气迎接挑战，走进了那片黑暗之中。小路上的树木枝叶纵横，遮住了整片天空。她描述自己很害怕，辨不清方向，也分不清左右。她以为她会因迷路而惊恐地大喊。然而，她并没有大喊。相反，她发现了枝杈间有空隙，于是开始抬头望向天空。月亮若隐若现，她想着早上太阳会在哪里升起，觉得自己好像和星星有了联系。她忍不住啜泣，知道自己没事了。

布尔乔亚从未忘记过对黑暗的恐惧。因此，在晚上，她总会点亮几十盏灯。她给失眠时的画作题上文字，有些来自她的日记，有些来自她的回忆，还有些来自她的沉思，字里行间透露着她反复尝试从对黑暗的恐惧中抽身出来，并且战胜它所做努力。她写道："我害怕晚上独自一人的时候。艺术家总是会畏惧整晚的黑暗。"

布尔乔亚笃信，她的暴怒完全源于她的恐惧。她表示："（愤怒）是我保护自己的方式。"但我一直在想，夜晚那些亮闪闪的灯光恐怕会让她的心情更糟糕。她应该不知道如今众所周知的一个科学发现：强光会阻碍身体分泌诱导睡眠的褪黑素。此外，睡眠研究者们还认为，即使我们睡得很好，夜间明亮的人造光也会让我们陷于负面情绪之中，黯然神伤。

我本能地认为，夜晚那种靛蓝色的朦胧感让我的眼睛更舒服。即使是打开冰箱门透出的刺眼白光也会让我烦躁不安。于是，在花了两天时间仔细阅读了相关研究结果后，我发现，有必要买些蜂蜡蜡烛，并将手机设置为"夜间模式"。从那时开始，晚上睡不着时，我便会用这些蜡烛或手机的荧光来照明。

还有什么办法可以避免让夜晚的我陷入暴怒之中呢？

有一天晚上，我放了一叠纸和几支笔在床边，觉得自己没准儿也可以通过乱写乱画来排解愤怒，获得平静。当我在凌晨2点25分醒来时，拿起纸笔，打算像布尔乔亚那样在纸上写写画画，帮助自己重新入睡。因为最近阅读得比较轻松，所以有心情在黑暗中胡乱画画。笔尖轻轻地划过，消失在柔软的虚无中。可当我打开台灯后，却发现白色的羽绒被上划了一道黑。

我重新点燃了一根蜡烛，大脑再次进入了无意识的状态，手上仍不停地画着，思绪慢慢回到过去。童年时，我经常画画。我发现最能催眠的还是涂色。涂色和画螺旋线条之类的活动几乎不需要什么思考，笔一动，眼睛便也跟着动。就这样，我回到了过去，回到了童年踏实舒适的感觉中，这让我深感平静，因为这提醒了我自己是从哪里来的，怎么就成了今天这样。这个念头让我在身处黑暗的不安中感到一丝安慰。

布尔乔亚从未获得过这样的安慰。当她试图重新组建家庭，让自己的生活安稳些的时候，愤怒的情绪便卷土重来。她因为被称作家庭主妇，没有得到艺术家应有的重视而感到愤怒；她因为每天照顾孩子、做家务，对一地鸡毛的生活感到愤怒；她也因为艺术界忽视她的存在而感到愤怒。

布尔乔亚说："我不害怕暴力。"她在攻击中感到释放和解脱，她把这称为"自我表达"。在女性不能表露愤怒的时代，承认自己的愤怒已经需要很大的勇气。时至今日，相关研究仍认为男性的愤怒是坚强、果断和强大的象征，而女性的愤怒则是不理性、尖锐和缺乏女性气质的表现。

直到布尔乔亚生命的最后时刻，生活中最确定的两种状态就是愤怒和失眠。这两种状态对她不离不弃，成就了一个怒气冲冲的夜晚的她。然而，她失眠时的画作却显得出奇的平静。仿佛在不停地涂画中，她把自己愤怒的锋芒磨掉了，性格变得柔和了，愤怒带来的刺痛也消失不见了。

没有任何意识能与夜晚的我相抗衡。没有人可以挑战、安抚、支持、质疑或者解释这个夜晚的我。相反，这样的我成了夜晚的主角，在我们的头脑中清醒地自由游走，当然有时也会激烈地穿梭来往。

研究表明，睡眠不足可能是导致我们产生愤怒情绪的部分原因。睡眠不足时，男性常常会变得更具攻击性，而女性也会变得更加喜怒无常和精神焦虑。显然，无论男性还是女性，在睡眠不足时都更容易感到充满敌意和愤怒。科学家们认为，当人过度疲劳时，大脑中抑制杏仁核（大脑的情绪中枢）活动的部分会受到损害，从而导致我们的情绪不受控制，使我们倾向于宣泄情绪和表达愤怒。与此同时，负责控制的大脑区域（前额皮层）处于部分的昼夜节律休眠状态，进一步加剧了夜晚的愤怒。换句话说，我们的情绪没有改变，是我们控制情绪的能力发生了变化。

日本研究人员采用核磁共振成像的技术进行了调查研究。他们发现，当人睡眠不足时，"情绪中心"杏仁核和"控制中心"前额皮层之间的血流速度会减慢，这（可能）是缺乏氧气和营养物质造成的。

不管怎样，我们白天小心翼翼地压抑着的情绪，都会在夜深人静时肆无忌惮地表现出来，替代并消除了我们的劳累和疲惫。于是，夜晚的我就会肆意地处于愤怒之中。

然而，布尔乔亚却可以把她的睡眠不足转化为"创作优势"。睡眠不足带来的暴躁和愤怒使她一再拒绝关心他人。在布尔乔亚那个时代，人们普遍认为这样并不好，因为女性就应该是善良且富有爱心的，在当今社会仍然如此。但对布尔乔亚来说，睡眠不足只会让她更加愤怒，她根本不在乎别人怎么看。

她颠覆了常规的艺术创作，用布料、金属、羊毛、木材以及任何她能想到的东西进行创作。她大胆地试验，废物利用，不受传统规则和期望的束缚，这些都让我们眼前一亮。她重新改造自己的璞琪衬衫和香奈儿连衣裙，母亲的裙子和丈夫的衬衫都拿来再循环利用。在我看来，这个过程就如同她重塑自己的恐惧、愤怒、悔恨和失眠一样，在不停地创造。

几个月后，我去参观了利物浦泰特美术馆举办的布尔乔亚作品展。我试图在她的作品中窥探她的愤怒，却一点儿也找不到。相反，我在她的一笔一画中看到了温柔，在她的一针一线中看到了耐心，在她的雕塑作品中看到了坚定，以及著名的蜘蛛雕塑中透露出的悲伤。她在母亲去世六十六周年后写了一句话："我每天都在想念她。"这句话反复浮现在我的脑海中。我第一次读到这句话时，觉得有些夸张和矫情，但现在看来却很有哲理。

失去亲人的痛不会消失，只会改变。我开始明白，悲伤是一个持续的过程。虽然我们能够清楚地意识到，什么时候开始感受到失去的痛苦，但这种痛苦什么时候会结束却没有人知道。相反，痛苦会随着时间的推移而变化。我们本就不应期待，甚至奢求自己停止悲伤。这时候我才明白，我将永远想念我的父亲。这样也没什么不好。

走出画廊，我们发现自己置身于一场灯光雕塑和装置作品的展览之中，利物浦的旧港口上闪烁着耀眼的生命之光。数百盏宛如百合花的灯漂浮在水面上，淡紫色、柠檬色和橘黄色的光塔在一簇簇不同形状和大小的灯泡中闪烁着，黑暗的工业区角落里射出一束翠鸟般蓝色的光芒。五彩斑斓的灯光，闪烁变幻，璀璨绚烂，忽明忽暗。人群从黑暗中涌出，对着作品啧啧称奇，我们也在黑暗中加入快乐的人群里。我觉得我会永远铭记这个夜晚，从布尔乔亚笔下的黑暗寓意中一下跌入了利物浦闪耀的霓虹中，这光芒如同萤火虫一样轻盈明亮。

布尔乔亚在夜晚创作的经历对减轻她的失眠有帮助吗？她最后能安稳入睡了吗？答案应该是肯定的。1995 年，她曾说过："我仍然在努力克服失眠，我觉得自己即将胜利。"她还乐观地补充道："我一直在画画……直到我感觉自己的内心已经平静下来了，我能睡着了……失眠是可以战胜的。"

从布尔乔亚身上，我看到了创造力是怎样从愤怒和无形的悲伤中迸发出来的。她再造了生活中的一切，从旧衣服到童年的情感，从废弃的盘子到汹涌的回忆。布尔乔亚蜕变成了一个不眠大师——她能够将失眠之夜的悲伤、愤怒和其他情感转化为能量，通过她的作品表达出来。她的那个夜晚的我既迸发了大量的愤怒情绪，也滋生了永不枯竭的创作源泉。

夜复一夜，我不停地画。我喜欢画画时悠闲缓慢的节奏和感觉。夜晚的我不会去评价或比较。铅笔似乎带走了我的愤怒。我所有的想法都汇集起来，凝练成一幅幅画作。这些画尺寸都不大，但我觉得刚刚好。它们就像一粒粒种子，紧紧地蜷缩在冬日温暖的睡袋里，慢慢地发芽。拉上窗帘，熄灭灯光，我被无形的东西保护着，越来越小，只有我自己看得见。

于是，就像皮肤会在夜晚自然脱落死细胞一样，夜晚的我也会在凌晨三点用纸笔宣泄愤怒和暴躁。早上起床后，我心情平静，精神焕发。虽然还带着些疲惫，但还是会期待第二天晚上能进入深度而安稳的睡眠之中。当睡眠不足日复一日地持续下去时，危险就会来临。这一点我很快就发现了。

夜　思

若念及心事，我宁愿彻夜未眠——
身体寒似鳗，目光如明灯。
湖水一般宁静的黑暗，紧紧环绕着我……

——西尔维娅·普拉斯，《动物园长夫人》

　　每隔一段时间，我的夜间作息就会陷入紊乱之中，我会连续好几晚严重失眠。于是，我的脾气开始变得急躁，反应逐渐迟钝，眼睛的酸痛感和大脑的紧绷感也接踵而至，经常只能靠喝咖啡、打盹儿和阅读法国哲学家西蒙娜·韦伊的作品撑着。韦伊这样描述自己因为睡眠严重不足而导致的疲惫："有时候，我也会被疲惫击垮，但我发现疲惫中孕育着一股净化的力量。"

　　我并没有感到自己在失眠中得到"净化"，但我欣赏韦伊的这种反抗精神。她的另一句话我也很喜欢："当我陷入疲惫的深渊时，邂逅了无与伦比的快乐与满足。"韦伊在自己失眠最严重的那段时期写下了这些叛逆感十足的文字。根据韦伊传记作者的记录，她当时日程排得很满，人也十分疲惫，每晚睡眠时间不超过三个小时，偶尔会趴在桌子上眯一会儿。

　　我从未体会过韦伊所说的那种疲惫里蕴含的"快乐"。相反，近来我却注意到夜晚的我越来越经常地陷入沉思。最后，我告诉自己，要趁沉思发酵成怀疑、悲观、悔恨和懊恼等消极情绪之前悬崖勒马。我知道，一旦陷入沉思，夜晚的我就会放飞自己，这就意味着我得想办法控制住她。因为黑暗、失眠以及绝望会让人失去理智。

西尔维亚·普拉斯的一生是上述情况的最好例证。她的传奇故事提醒着我们：晚上，当人深陷于疲惫、黑暗、药物依赖和挫折感之中时，会有多可怕。

然而，当普拉斯整晚失眠的时候，却创作出了与她往常所写诗歌截然不同的作品。她形容这个创作过程类似于"插上了灵感的翅膀"。她认为，那是她一生中写得最好的诗，评论家、诗人和读者也都深表赞同。罗伯特·洛威尔称之为"伟大的成就"，安妮·史蒂文森则称她的诗"令人叹为观止"。普拉斯所作的《爱丽尔》合集在十个月内售出了 15000 册。

普拉斯的丈夫、同为诗人的特德·休斯认为，普拉斯后期的诗歌作品才代表了"真正的她"。但确实如此吗？在我看来，《爱丽尔》里收录的诗歌就像是作者披着一件颜色亮丽但款式怪异的斗篷，蹒跚地走在夜间摇摇欲坠的钢丝绳上。诗歌中弥漫着由曲折蜿蜒的夜景精心雕琢而成的诸多奇异、破碎且炫目之物，形态诡异，难以名状。

1962 年夏天，休斯在一封信中承认自己在四月的时候移情别恋了。从那时起，他们的婚姻、家庭，以及普拉斯本人的结局似乎都已注定。

而那时，距休斯和二十九岁的普拉斯搬进他们梦寐以求的新家——一座德文郡绿树丛中的大茅草屋——才刚刚过去了七个月；距普拉斯生下他们的第二个孩子尼古拉斯也仅仅只有三个月。尼古拉斯出生的过程很艰难。他降生在半夜，普拉斯经历了长达十五个小时的阵痛才生下他。随后，又等了整整十天，普拉斯才开始分泌乳汁。小尼古拉斯饿得整晚地哭，而普拉斯又因产褥热连续两个晚上饱受发烧之苦，一度烧到39.4摄氏度。普拉斯在她短暂一生的最后一年里，为了照顾小尼古拉斯，像所有天底下伟大的母亲一样，每晚不得不频繁地醒来。

实际上，对于普拉斯而言，之前的两年也不轻松。她给患腹绞痛的大女儿弗里达母乳喂养了十个月，紧接着就又怀孕了，却在孕期四个月时流产，然后又做了阑尾切除手术。住院的十天里，同室病友的鼾声令她异常痛苦。普拉斯描述：那一年的冬天流感肆虐、瘴气弥漫，自己的经济状况异常拮据，而到了晚上，医院里新生儿咿咿呀呀地啼哭也令人心烦意乱。

到了1961年春天，普拉斯的健康状况刚刚有所好转，却发现自己又怀孕了。但她依然坚持着，一边用打字机记录丈夫的作品，一边自己创作诗歌。那时，她正在写自己的第一部小说《钟形罩》（*The Bell Jar*），空闲时还要朗诵录音。她想要努力成为一个完美的妻子和母亲。为此，她甚至从伦敦搬到了举目无亲的德文郡。

1962年春天，普拉斯忙得不可开交，一边做饭，一边还要照顾两个小宝宝。就在她焦头烂额地照顾小尼古拉斯时，休斯却带回一位在伦敦诗歌朗诵会上认识的年轻姑娘，一位衣着优雅、发丝柔顺、肤如凝脂的漂亮女人。这令普拉斯的攀比之心油然而生，她为此穿上了束腰、丝袜和高跟鞋。然而，此时的她是一位睡眠严重不足、胸部鼓胀、处于哺乳期的母亲。休斯不再为她着迷，她不再是那个当初休斯承诺不离不弃的姑娘。她曾经拥有的万种风情早已烟消云散，一切都已今非昔比。

他们的婚姻开始出现了裂痕。来访的朋友们注意到普拉斯和休斯之间的关系明显很紧张。普拉斯潦草的日记中记录着：她每天都得洗掉衣服上的奶渍，清理脏兮兮的尿布，扫掉四处飘的毛絮，尽力不要做个埋汰邋遢的老妈子。与此同时，她在 4 月 12 日的黎明时分写了一首诗，暗示她曾患过抑郁症。她写道："我被这个深眠于我内心的黑暗东西吓坏了。"

做母亲最难熬的是那一个个无法入睡的夜晚。2018 年，研究人员指出，越来越多的新手妈妈患上了严重的抑郁和焦虑症状，这与大多数人都体验过的产后睡眠差有很大关系。

当夜深人静我给孩子喂奶的时候，常常油然而生一种宝贵的、隐隐的亲密感。即便如此，在硬撑着熬过了许多一成不变令人心力交瘁的日子后，我感到自己已经快要崩溃了。无论是白天的我还是夜晚的我都撑不下去了。相反，我变成了自己都不认识的空心人。

到了夏天，休斯与朋友的妻子阿西娅·魏韦尔（Assia Wevill）开始了一段更过分的暧昧关系。阿西娅是一位远近闻名的美人，身上闻不到一丁点儿小婴儿的乳臭味儿。休斯告诉自己的妹妹，他对自己从前束缚和扼杀"自我"的存在感到震惊。他指的是家庭的束缚：孩子、房子、花园、妻子。他觉得这些束缚着他，限制了他的想象力，导致他觉得自己什么也写不出来。而普拉斯却把一切打理得井井有条：养蜂、卖水仙花、做饭、招待邻居、哺乳孩子，甚至她的写作生涯都达到了巅峰时期。休斯打心眼里充满了嫉恨。他在给弟弟的信中写道："每十年让你的生活经历一次彻底的颠覆，重新开始是一件好事。"而接下来发生的事也证实他的确这样做了。

随后发生的事情就尽人皆知了。在和普拉斯彻夜争吵了好多天之后，休斯和他的新欢一同去了伦敦。普拉斯悲痛欲绝。"我想念他，想念到几乎要发疯的地步"，她在一封信中这样写着，"我彻夜难眠，没有一点儿胃口……泪水也总是不住地滑落，我时常干呕……无法想象没有休斯的生活……我人生的所有意义都寄托在婚姻里。我觉得自己又老又丑，像个傻瓜，我怕是病了。"普拉斯的奶水也缩了回去。她每晚都在痛哭，向自己的朋友们倾诉：没有休斯，她活不下去。

健康状况不佳使她的悲痛雪上加霜。她说："我的老毛病又犯了，发烧，发冷，浑身无力……我差点因为流感死掉。"难怪普拉斯会失眠，也难怪她大把地吞食安眠药。

普拉斯晚上睡不着觉由来已久。从她的日记里可以看出，她对睡眠一直抱有矛盾的心理。她经常对生活充满渴望，所以在很多情况下，她愿意牺牲自己的睡眠时间。1951 年 8 月，她还只是个热情洋溢、大大咧咧的十八岁女孩。她写道："我很累，我想知道为什么总是失眠。但是，新的一天很快就要来临了，所以我觉得，无论多累，无论多么支离破碎，少睡一个小时对我来说没什么影响，白天我照样可以活蹦乱跳。"那个月末，她宣称："我想连续三天三夜不睡觉、不休息，直到我将夏天的蚕丝纺织成绸，披在身上。"一个月后，她喃喃自问："都这么晚了，我怎么还坐着，为什么没有去睡觉呢？我的大脑为什么这么活跃呢？"

还是在日记里，她埋怨着："我要诅咒明天的黎明。"然后又乐观地补充，"但夜晚还是会来，黎明也将不再会随着刺耳的闹铃、沉闷的钟声和汽笛声降临。"那个月下旬，她总是熬夜到很晚。她在日记里写道："尽管发誓要早睡，但比睡眠更重要的是要抓住这样的时刻，比如情绪急剧变化的时候，或者方向感突然转变的时候。"

四年过去了，普拉斯日记里的怨言有增无减："生命有限，睡眠却占了这么多的时间。睡眠真该死。"普拉斯的态度开始发生了转变，虽然她那么热爱生活，可也逐渐意识到充足的睡眠对她来说有多么的重要。

1953年1月，她痛苦地哀求："我只想要沉稳香甜地睡一觉。"后来，她形容那些无眠之夜仿佛身处地狱一般煎熬，令人万分痛苦与紧张。她记录下因睡眠不足和神经紧绷而产生的痛苦，还有三天三夜无法合眼的惨痛教训。她本来就睡不着，还时常被各种可怕的噩梦惊醒，梦里有各种离奇的场景：喝毒药，母亲去世，她在精神病院追休斯，诞下死婴，在漂满浮尸的河里游泳，男人挥剑砍下旁边面具人的腿，各种畸形和死亡，已逝的父亲在射杀一只鹿，甚至她自己还在梦中用牙齿和手撕碎了一个年轻人。她把这些叫作"令人上头的梦"，困扰她的梦魇，如蛀虫般侵蚀着她的夜晚。

随它去吧。这是无奈而令人痛苦的妥协。

普拉斯那时候不懂，而我们现在知道了：漫长且支离破碎的夜晚会增加人们患抑郁症的风险，使情绪恢复能力变弱，使我们越来越难以应对日常生活中的起起落落。我们越是疲惫不堪，就会有越多的挑战等待着我们。夜晚的我和白天的我在一次次的失眠中被摧毁。

其实，普拉斯知道她需要睡眠。十九岁时，她给自己写了一份清单，里面包含了十条"校园戒律"。清单上的第八条戒律是"保证充足的睡眠：如果时间充足，可以适当午睡"。

然而，在遭到休斯的背叛后，普拉斯再次失眠了。1962年8月，她写道："我一直过着堕落而痛苦的生活……这毁了我的睡眠。"但这一次，她开始利用失眠的时间写诗。这也是一年前休斯给她的建议，可以在睡不着的时候写作。她利用晚上的时间写下了最发人深省的诗之一《月亮与紫杉树》(*The Moon and the Yew Tree*)。而这一次，是她的帮佣温妮弗雷德（Winifred）给她的建议：失眠的时候就提笔写作吧，不要精神内耗。

于是，当安眠药失效时，她干脆凌晨四点起床，然后疯狂地写到早上八点。普拉斯知道这些诗是自己有史以来写过最好的，而且都是美妙的、自由的、丰富的诗篇。她喜欢写作，她认为"在深蓝色的黎明中，一切都属于我自己，隐秘而安静……此刻窗外寂静无声，而屋内的我思绪清朗"。

大概就是这个时候，她决定返回伦敦。她需要家人的陪伴、朋友的支持以及能让她和孩子们活下去的文学圈子。她独自一人找了新的住所，把家里的东西打包好，带着两个孩子搬到了一间冷冰冰、光秃秃的公寓里，没有电，没有煤气炉，也没有电话。她在给朋友的信中写道："我们点着蜡烛搬进了新家。"她淡定地开始粉刷地板、摆放家具、寄出作品，并联系朋友、画廊和电影厂。

到了12月，普拉斯的麻烦来了。她跟朋友说，她对安眠药上瘾了，需要在医生的帮助下才能戒除。天气越来越冷，孩子们感冒了。后来的一封信显示，普拉斯的医生并没有停掉她的安眠药，还开了一些其他的药，包括增进食欲的汤力水，还有些助眠的药片。

到了第二年1月，她开始服用抗抑郁药。这种药的副作用会让人失眠和困倦。除此之外，她的安眠药也没有断，因为患流感还服用了些非处方药。

普拉斯刚到伦敦没几天，就下雪了。那个冬天是英国近150年来最寒冷的冬天，有些地方的雪深达半米，管道和池塘都结了冰。人行道上也结了冰，非常危险，好多人滑倒了，甚至还有人因此丧命。北风呼啸而过，日复一日，夜复一夜。连海水也上了冻。

1963年1月是英国有史以来最黑暗的一段时间。三十七家发电厂的员工因工资和加班问题罢工，导致英国三分之一的电力供应变得极其不稳定，经常突然停电，一片漆黑。伦敦地铁也是一样，不知什么时候就会陷入黑暗之中。那段时间，产房里要靠蜡烛照明来给孕妇接生；教堂的仪式不得不在烛光下举行；剧院和电影院经常在演出进行到一半时突然陷入一片漆黑。

在无尽的黑暗中，在摇曳的烛光下，普拉斯用冰冷的手指创作诗歌。她给美国的精神病学家朋友写信说："新诗写作进展顺利。不过，我感觉自己在写这首诗时处于精神崩溃的边缘。"

当普拉斯在昏暗的环境中创作出杰出的诗歌时，耻辱继续如影相随。休斯的广播剧《一个新郎的困境》（*Difficulties of a Bridegroom*）在电台播出，这部作品几乎毫不掩饰地向众人展示了他们失败的婚姻。此后，在普拉斯曾经占据一席之位的文学圈子里，休斯和他的两个情妇成了人们茶余饭后八卦的对象。与此同时，美国出版商拒绝了普拉斯的作品《钟形罩》。更糟糕的是，普拉斯和孩子们又生病了，遭受着高烧、感染和流感的折磨。她的女儿经常在夜里醒来。她在日记里写着："孩子泪水涟涟，想念爸爸……这种感觉就像一面镜子，映射着我的失落。"

1月28日至2月5日，普拉斯写了十一首诗，但这些诗和她在秋天夜里创作的那些愤怒的诗不同，这十一首诗充满了绝望和对生活的屈服。她将这些诗描述为"黎明时分用鲜血写成的诗"。《边缘》是她写的第十一首诗，这首诗的最后几行描写了那个凄凉、渺小、被遗弃的夜晚的我——冷漠的月亮从她的骨缝射出凝睇，黑色长裙缓缓拖拽，窸窣作响。

普拉斯连续几个星期身心疲惫、倍感孤独、疾病缠身，她的身体状况开始恶化。她不再写作，整个人变得瘦骨嶙峋，双眼乌青，好像风一吹就会倒似的。朋友们都被她的样子吓到了。在她去世前的那个周末，新朋友格里（Gerry）和吉莉安·贝克尔（Jillian Becker）来陪她。那段时间普拉斯的睡眠状况非常糟糕。有一天晚上十点，她服用了安眠药（可能还服用了治疗呼吸系统疾病的阿片类药物）。随后，她开始"漫无目的"地回忆过去，包括休斯的往事以及《钟形罩》被拒的失望，最后在午夜时睡着了。四个小时后，尼古拉斯醒了，想要吃奶，普拉斯也跟着醒了。然后，她就睡不着了，她想要服用她所谓的兴奋剂，因为这药效几个小时后才能发挥。花了两个小时喂完尼古拉斯并把他安顿好后，普拉斯又睡了一会儿才醒来。然而，新的一天仍然很难熬。羞愧、失望、被抛弃的情绪如潮水般涌来。她已精疲力竭，无法承受情绪和身体的压力，以及长期失眠导致的虚弱与疲劳。她的大脑和身体逐渐崩溃。

在普拉斯生命的最后一天，她失眠的情况与往常不同。晚上 11 点 45 分，她敲响了邻居特雷弗·托马斯（Trevor Thomas）的门，想借一张航空邮票。特雷弗一直没睡着，他听见普拉斯在屋里走动的声音。直到凌晨五点，特雷弗终于睡着了。这是普拉斯的最后一个无眠之夜。特雷弗·托马斯也是她生前见的最后一个人。

两周后，《观察家报》（Observer）的文学编辑称普拉斯为"这个时代最有天赋的女诗人"，并称她的离世是"文坛的巨大损失"。

有研究人员猜测，昼夜节律可能与自杀倾向相关。在第二章中介绍过的《午夜之后的大脑》里指出，大脑在午夜至早上六点之间会呈现出一些显著特征。这些特征包括缺乏理性、逻辑分析能力较差、计划或评估风险的能力较差等。当然，这些特征也有其相反的一面，如诗集《爱丽儿》中所展现出的创新和勇敢。或许这可以解释为什么普拉斯偏好送奶工放瓶子的声音响起之前的那段时光，那静谧的蓝色，几乎永恒的时光……

不过，在极度抑郁的人身上，这些特征会被放大。参与《午夜之后的大脑》报告的另一个睡眠研究员迈克尔·佩里斯将这种现象称为"额叶功能低下"，这种病症是由负责判断和冲动控制的大脑区域血流减缓以及葡萄糖摄取不足所引发的。随着疲劳程度的增加，抑郁症患者的大脑将面临更加艰难的挑战。佩里斯告诉我："如同遭遇了一场暴风雨。当理性思考的能力受到损害时，人更容易产生负面冲动，并付诸行动。"

研究表明，年轻女性的额叶功能会因患有重度抑郁症和睡眠不足而明显减弱。因为大脑无法获得足够的氧气和营养物质（即血液和葡萄糖），导致其无法正常运转，这使人的思维变得模糊不清，同时也使人的预见性变差。此外，由于体内产生的褪黑素减少，更使她们不容易入睡。确切地说，这些女性在夜晚就不再是她们自己了。

很多作家都撰写过普拉斯的传记，对她的自杀有不同的解读。有些人认为她患有躁郁症，只不过当时人们还不知道有这种病症；有些人将她的自杀归咎于服用了有毒的混合药物；也有人认为她因为换了抗抑郁药物，产生了不良反应；还有少数人推测普拉斯早期接受过电击治疗，使她患上了创伤后应激障碍。她最新传记的作者希瑟·克拉克（Heather Clark）认为她是患上了产后抑郁症。普拉斯的医生认为她的自杀来自她父亲的遗传，即内分泌紊乱致使她抑郁。休斯认为她过于深入地挖掘了自己的创造力，释放了她没有能力处理的情绪。而普拉斯的母亲则认为她是被寒冬和黑暗压垮的。

最近，朱丽叶·尼科尔森（Juliet Nicolson）推测，普拉斯遭受了类似心脏病发作的脑部病变，或者说是大脑灾难性地搭错了弦。普拉斯强烈的精神能量向内聚合，没有通过像写诗那样创造性的外部行为释放出来。

我们永远不会知道，普拉斯在她生命中的最后一晚想了些什么。但是，如我所说，夜晚的我是脆弱的、不可预测的，因为黑暗并非总能提供一个计人得以慰藉和享受孤独的空间。在夜晚，我们处于完美的平衡状态，过度的沉思和绝望会让我们失去平衡，跌跌撞撞地走向"疯狂的边缘"……

　　有一天凌晨四点左右，我醒了。黑夜像一张巨大的网吞噬着一切。屋里传来喘息声和嘎吱声，我竖起耳朵，警惕地听着。然后，我戴上耳机，听普拉斯在凌晨四点朗诵的诗歌。当她的声音无损地涌入我的脑海时，我仿佛听到了一首奇妙的小夜曲，里面充满了神秘、脆弱、愤怒、创造力、不确定性、波动性、危险和奇迹。那些大胆而狂野的诗歌，就像是在黑夜中投射出的光芒，仿佛想用急促的文字留住那些即将消失的梦境。蟋蟀饼干……纳粹灯罩……鞭打手推车……一片叶子上的蜗牛的喃喃自语……一切都弥漫着夜的气息，有些陌生，有些晦涩，有些渴望，还有些对习俗的漠视。我听着她的声音，有一种奇怪的感觉，就好像夜晚的我正在聆听"夜晚的普拉斯"。我仿佛捕捉到了白天不曾留意的暗示、节奏、声音和画面。

　　听完后，我在黑暗中摸索着走下楼梯，来到办公桌前，点燃了一支蜡烛，做了一件我从来没有做过的事情：我写了一首诗。当然，这只是我的自我消遣。我父亲是位诗人，而我不是。但他已经走了，而我还在。与我平常写的散文相比，诗歌的语言自然更能让人感受到黑暗。我沉浸在创作之中，直到太阳从地平线上缓缓升起，金色的阳光闪烁着耀眼的光芒，犹如波光粼粼。

　　我从塞雷塔、布尔乔亚和普拉斯的故事里发现，写作可以缓解夜晚的忧虑。所以，每当内心充满自责和悔意时，我就拖着脚步走到书桌前，借着烛光写首诗。

然而，有天晚上，我的内心莫名地荡起了一阵涟漪。从床上到书桌、从楼上到楼下，这段距离仿佛触动了某种情绪。小屋里曾让我感到无比舒适的墙壁和天花板，此刻却给我一种压抑的感觉，让我急切地渴望逃离。夜晚的我似乎在拽着我，催促我向外逃，好像她知道我再也无法在黑暗的房间里待下去了，好像她知道有比写作更有效的方法来缓解忧虑。

然而，她一边用力拉扯我，一边却又小心翼翼地推搡我，这让我感到困惑。我想走出卧室，走出家门，可是我还有些犹豫。那到底是什么把我和家里的一砖一瓦绑在了一起呢？

隐 匿

浩瀚宇宙中，天狼星照亮了游子的路。
天才与弱者并无不同，众生平等，渺小如星尘。

——玛丽·韦布，《欢乐之源》，1917 年

每当晚上睡不着时，我都会走出卧室，在外面待几个小时。于是，我便对黑暗及其潜在的危险和不确定性有了全新的认识。我意识到，自己在睡不着的时候非常脆弱，缩在羽绒被里会让我倍感安全。可我还是走出了卧室，踏入漆黑的夜里，沿着门厅摸索着，慢慢走下楼梯。我感到自己暴露无遗，毫无遮挡，于是便小心翼翼地往下走。这种感觉在所难免，因为我既没有衣着整齐，也没有梳洗装扮，加上在黑夜里什么也看不到，大脑因缺觉而迷迷糊糊。习惯性的记忆里尽是些可怕的东西，比如吃人的野兽、毒虫、夜袭者、坠落、火灾等，人自然就会感到无比脆弱。

罗杰·埃克奇曾在他的著作《黑夜史》(*At Day's Close : A History of Nighttime*) 中描绘了脆弱感给女人带来的可悲宿命。在工业革命之前，只有男人才能在夜间出入公共场所，而女人，尤其是年轻姑娘若抛头露面，则会面临被"拳打脚踢"的危险，因为狂躁的醉酒男人常常会无端地突然实施暴力。埃克奇解释说，黑暗给懦

弱的人壮了胆，同时也让有钱、有信仰的男人披上了一层狼皮，不动声色得像个恶棍一样行事。

这还没完，对咒语和巫术的恐惧让人们认为，只要是晚上外出的女性都会黑魔法，因为大家普遍认为咒语和巫术在天黑后才会起作用。所以，晚上在外面的女人，不是女巫就是妓女。这些女人要么被抓，要么被搭讪、被骚扰、被指控……夜幕降临后，女人只有在屋里或有男人陪伴才是安全的。难怪我踮着脚尖在黑暗中走来走去，会感觉自己很心虚。

不过，脆弱感是同理心和同情心的基础。那种原始的、未经掩饰的感受让我们超脱自身，把我们带入他人的内心。向内看，由黑暗和失眠诱发的脆弱感让人痛苦不堪。向外看，这种脆弱感则会成为照亮人类经验之路的一束光。我们感受到的脆弱是那么苍白、孤独、易碎、迷茫……五味杂陈。

再说回黑暗，它有隐匿的特性。黑暗中，我们会以为别人看不到自己。即使已经被他人一览无余了，我们仍感觉自己被黑暗保护着。有点像帷幕落下后，演员独自一人站在舞台上的那种感觉。那是一种自由的感觉，仿佛黑暗赋予了我们尽情想象的权利。于是，危险的想法如鸽子踱步般慢慢出现。我们思忖着，蠢蠢欲动，又打消了念头——从别人的注视中解脱了出来。

埃克奇笔下的黑夜史再次揭示了长久以来的悲剧传统：女人在夜色的掩护下躲避羞辱、惩罚和评判。未婚先孕的母亲会趁着夜色遗弃婴儿，这样她们就可以在确认自己的孩子被安全"抱走"之后再悄悄溜走，不被人察觉；为了让家里有柴火烧，她们晚上蹑手蹑脚地溜出去偷木柴；为了养活孩子，她们晚上到地里偷摘水果和蔬菜；还有女人会在夜色的掩护下乞讨。夜晚向来就是隐匿而朦胧的，是秘而不宣的。

在女性群体当中，英国作家玛丽·韦布当数最理解黑暗隐匿特征的人了。韦布在二十岁时被诊断出患有自身免疫系统疾病——毒性弥漫性甲状腺肿。因此，她理解黑夜掩饰一切的力量。她写下在夜里"天才与弱者并无不同，众生平等，渺小如星尘"这样的诗句。羸弱的韦布深受失眠困扰，对她而言，理解了黑夜的隐匿性，既让她解脱，也赋予她力量。基于此，她大胆地提出了一系列关于把黑暗类比为土壤的想法。她认为只有在夜里，才能积极奋斗、对抗冲突、疗愈悲伤。韦布写道："花儿只有根部足够坚韧，不畏艰难地生长，才能在阳光下起舞。"黑暗就像土壤一样，孕育着创造力和丰富的情感。

韦布最喜欢用睡莲打比方："每一片舒展的叶子，每一朵纯洁的花朵，底下都盘根错节，长长的根伸向黑暗之中。"对韦布而言，植物的根茎、球茎、块茎象征着人类的精神。如同土壤对植物扎根一样至关重要，黑暗对于韦布而言，同样是坚定其精神追求不可或缺的一部分。她写道："越是娇嫩美丽的花朵和果实，越是紧紧植根于大地。"在韦布看来，"无尽黑暗"中的"宁静与隐秘"和"湿润星光的清冷气息"赋予了她探索世界和疗愈自己的机会。然而，当她的婚姻破裂，文学梦似乎遥不可及，患病的身体逐渐衰弱之时，韦布不得不面对现实，逆来顺受，把痛苦视为通往快乐的必经之路，把黑暗视为孕育希望的地方。

凌晨三点，我因为睡不着在家里四处徘徊的时候，想到了韦布。毒性弥漫性甲状腺肿毁了她的容貌，导致她眼球凸出，喉咙也因甲状腺肿大而肿胀，双手不停地颤抖。她觉得自己令人厌恶，丑陋无比，所以她整日都穿着高领衬衫，裹着围巾，戴着大檐帽，遮住自己凸出的眼睛。她后来逐渐变得十分局促不安，总想要一个人待着。于是，黑夜的隐匿救了她。在夜色的掩护下，她可以隐藏自己，不被看见。

我也喜欢隐入黑暗、不被看见的感觉。白天，从窗玻璃上、镜子里，甚至锅盖和刀刃的反光中都能看到自己。我不胜其扰，因为这时刻提醒我要注意自己的外表。比如，要注意穿衣打扮、梳理头发、挺胸抬头、修剪刘海、扶正眼镜等。对于韦布来说，每次看到自己的影子都会让她想到自己离死亡越来越近，所以，白天尤其困扰着她。韦布发现，在黑暗中她才会感到自由自在，于是她就不再害怕黑暗。她开始晚上跑到树林里，观察猫头鹰、刺猬和飞蛾，学会了闻花草树木在晚上散发出的气味来辨认植物。韦布注意到，在黑暗之中，即使是溪流的气味闻起来也与白天不同。夜间的芬芳成为一种"治愈的味道"，她还迫切地建议读者们感受"阴影的魅力"以及"黑暗而静谧的黎明"。

韦布一生悲惨的经历让我唏嘘不已。在她得知深爱的丈夫不顾廉耻地与一个比自己小二十岁的学生发生婚外情后，她对自己外表的厌恶达到了顶峰。她再一次遁入黑暗，丈夫离她而去，韦布再无人照料。习惯在晚上写小说的她最终成为一位畅销书作家。法国作家西蒙娜·德·波伏娃（Simone de Beauvoir）、英国作家丽贝卡·韦斯特（Rebecca West）和英国首相斯坦利·鲍德温（Stanley Baldwin）都对韦布赞誉有加，韦斯特更是把她奉为天才。韦布的作品一版再版，在英国和其他国家销量都很好，还被改编成了电影和电视剧。然而就在这时，韦布溘然长逝，享年四十六岁，她被安葬在英国什罗普郡（Shropshire）的广袤田野里。

艺术家琼·米切尔也情愿隐匿，倒不是因为她厌恶自己的长相，而是因为这有助于她"自我解离"。米切尔早年间在美国生活，后来又搬到法国。最初，就是在这样的颠沛流离中，米切尔发现了隐匿的好处。到了1959年，随着名气越来越大，米切尔在巴黎买了一套属于自己的公寓。从那时起，米切尔一画就会画到半夜，好像是在寻找失去的隐匿感。随着创作时间的不断改变，她的绘画风格也发生了变化。米切尔自己也对这种变化感到困惑，不明白为什么她的画看起来越来越"暴力"。后来，评论家注意到这些画给人以强烈的冲击感，透着一股利落劲儿。有艺术史学家评论，米切尔在晚上创作的那些画表达着愤怒。

近日，艺术史学家莎拉·罗伯茨（Sarah Roberts）评论道："这些画作表达了强烈的冒险精神……因为米切尔大胆地尝试，试图突破自己的创作局限。"米切尔翻转着画布，从各个角度绘画，从多个方向处理每一张画。她将颜料挥洒向空中，任由其落下。一幅带有复杂线条、碎片和水滴状图案的画由此诞生，令人捉摸不透。而她的这种创作风格使整幅画看起来像是一团混乱不堪的污泥。评论家们对其风格的巨大转变感到不解。罗伯茨推测，米切尔那时应该处于放飞自我的状态，因为她现在有了一个可以随意抛洒颜料而不用担心弄脏的地方。

而我认为米切尔只是释放了那个夜晚的我。夜晚的米切尔富有创造力和想象力，大胆、愤怒又有些脆弱。在充满不确定性的晚上，她冒险一搏，反而让自己显得更加不堪一击。但她并不在乎。很久以后，米切尔将这些最早一批在晚上画的作品称为她画过的"最大胆"的画。

米切尔喜欢在晚上画画。她后来一直坚持这样创作，享受着画室窗前夜幕降临后带来的隐匿感和脆弱感。她借着刺眼的灯光昏昏沉沉地作画，从晚上十点画到凌晨四点。她认为："没有脆弱感，就没法儿绘画、写作和感受一切。"为了工作，米切尔需要放弃自我，她变得极其包容。1957 年，《美术新闻》（ARTnews）的记者采访她时，她说："每当我有自我意识时，我就停下来，不画了。"

为了能够"帮助自己发现自己"，米切尔晚上会做些铺垫：听爵士乐和古典音乐，读诗，小酌。就这样，随着光线逐渐暗淡，她也逐渐向内找寻到了那个夜晚的我。

米切尔的画向来都不源自生活，而是源自她的记忆。她曾经说过："我画画的灵感都来自我自己。"转向内心是一种私密的体验，是为了唤醒记忆必须要做的一件事。如果记忆完全属于我们自己，不由他人修饰，我们就必须独自面对这些记忆。对于米切尔来说，夜晚给她提供了必不可少的私密空间。事实上，她非常注重保护自己的隐私，所以工作室的门总是锁着，不让别人进来。她睡觉的时候都会将钥匙藏在枕头底下。"我在画室里找到了独处的乐趣。我自己一个人就够了，我在那里过得很充实。"她写道。

当她工作的时候，画室里散发出微弱的光，这成了一种信号，仿佛灯塔投射出一束光，警告世人：危险，夜晚的米切尔在工作。

我喜欢躲进黑暗，隐匿起来。在我最难过的时候，我就效仿韦布，躲在黑暗里。我忘了自己长什么样儿，不再对自己有什么期望。我迷恋上了夜晚赋予自己的脆弱感。我原本以为这只是一代又一代女人的创伤记忆，然而米切尔却让我看到了还有另外的可能性。事实上，在我看来，夜晚的我体验到的隐匿性和脆弱感，其实是一种解脱，让我无论在白天还是在夜里都能更加充实地生活。

然而，夜晚还会有其他感觉袭来。与隐匿性和脆弱感一样，这感觉显然不是因大脑受到新的昼夜节律刺激而得来的，也不是体内生物钟驱动的激素分泌造成的。这感觉似乎来自黑暗本身，与隐匿性和脆弱感并存。它就是恐惧感。

小时候，我害怕夜晚和黑暗，总觉得床底下住着个怪物，会在我睡着了之后爬出来。唯一躲着它的办法就是一直亮着灯。

这感觉很正常。研究表明，四岁以后，75% 的儿童都会在夜里感到恐惧。到了青少年时期，这一比例上升至 79%。从八岁开始，恐惧感因性别不同而不同，怕黑的女孩儿突然就比男孩儿多得多。

我在想，是不是因为悲伤才让我的恐惧感更加强烈。我在书上读过很多这样的例子，突然失去亲人会使人极度害怕黑暗。作家 M.F.K. 费雪（M.F.K.Fisher）失去丈夫后，她眼中的黑暗不再浪漫，变得陌生而可怕。她说："我现在害怕寂静、黑暗，还有我的想法……我再也体会不到原先（夜晚带给我）的欢愉。"作家琼·狄迪恩（Joan Didion）也是一样，她失去亲人之后就开始整夜开着灯。她解释说，因为在悲伤的夜里她"动弹不得"。画家杰克逊·波洛克（Jackson Pollock）去世后，妻子李·克拉斯纳（Lee Krasner）哪怕有宠物狗的陪伴，也还是不敢在家里一个人睡。每天晚上，她都会让朋友或邻居的孩子留下来陪她过夜。不亚于丧亲之痛的生活挫折也会带来类似的效果。比如，丹麦的咖啡种植户兼作家卡琳·布里克森（Karen Blixen）破产后，也开始害怕独自过夜，她经常拽着帮佣的小儿子晚上陪着她。

当然，也不只是那些失去亲人的人才会感到恐惧。作家凯瑟琳·曼斯菲尔德一到晚上就会非常害怕，所以她在伦敦家里的入户门处堆了好几样大件家具。她的室友艾达·贝克（Ida Baker）解释说："她并不是害怕有人闯进来，她只是害怕夜晚，害怕潜伏在黑暗中的东西。"还有西尔维娅·普拉斯，她虽然是个痴迷于夜行的观星者，可也不喜欢一个人住在德文郡的家里。歌手琼尼·米歇尔（Joni Mitchell）也是这样，她自称是"守夜人"，总是在太阳升起时才能入睡。

这些人的经历并非特例，一项针对 2000 名英国成年人的调查发现，40% 的人会因为过分恐惧，而不敢夜晚在房间里走动。同样让人想不到的是，十个人里就有一个人因为害怕而不敢晚上起身上厕所。写这本书时，许多女性都向我描述过，她们晚上独自在家时，会不由自主地感到恐惧。

至于我自己的恐惧感，就好像肝肾那样重要的身体器官一样，寄居在夜晚的我体内，时而隐隐作痛，时而毫无感觉，但始终都在。我确信，这些恐惧感亘古不变、与生俱来，深植在我的心里。

这些恐惧感到底是从哪儿来的呢？

1973 年，心理学家茹·兰施伯格（Jenö Ranschburg）解释了我们惧怕黑暗的三个原因。首先，黑暗会让我们感到与外界脱节，孤立无援，即使有人相伴也是如此。待在黑暗里，我们就与熟悉的环境隔离，周围变得陌生。他认为，就是这个原因导致了分离焦虑，这在儿童群体中尤为常见。其次是人类的想象力。黑暗激发了人类的想象力，因此，在黑暗里，人就会把天马行空的想象投射到周围的环境中，从而产生恐惧感。第三个原因是伴随着黑暗而来的安全感缺失，触发了我们与生俱来的恐惧感，比如：害怕不慎跌倒，害怕撞到什么东西，害怕被坏人盯上。

幸运的是，在过去五十年里，人类对大脑的认识已经取得了长足进步。人对夜晚和黑暗的恐惧既比想象得复杂，又比想象得简单。当灯光熄灭时，许多人都会感到让人窒息的恐惧感。神经生物学的研究恰好解释了这种恐惧感是怎么来的。

2021年，伊莉斯·麦格拉森（Elise McGlashan）博士研究了黑暗对大脑杏仁核的影响，人们通常认为大脑的这一区域是恐惧中枢。麦格拉森博士没有研究让人视觉成像的眼细胞，而是研究了一组与视觉无关的细胞，即能够捕捉光线的细胞——光敏视网膜神经节细胞。这些细胞能帮助我们设定生物钟，让人白天精神抖擞，晚上睡意昏沉。

麦格拉森发现，一旦有亮光，大脑的杏仁核就会进入部分休眠状态。就像在安全警报系统中输入密码使其停止运行一样，亮光可以关闭大脑中的恐惧中枢。当恐惧中枢关闭时，人就会感到更平静、更快乐。

因此，让我们恐惧和不安的并不是黑暗本身，也不是因为我们的夜视能力太差，而是因为没有光。这个细微的发现极其重要。

"人之所以惧怕黑暗，是因为还没有进化到可以在夜间自由活动的程度。"麦格拉森解释道，"最重要的是，亮光的存在意味着我们可以更有效地控制自己的情绪，包括恐惧感。"与此同时，还有研究人员认为恐惧可能与昼夜节律有关。他们推测，无论光线如何，晚上我们都会本能地感到恐惧。以上种种表明，人在夜间和黑暗中会感到焦虑和谨慎。如果没有光，大脑就很难控制这些情绪。黑暗中，我们必须反复安慰自己，让自己平静，不要恐惧，这就会消耗大量的情感和体力。而待在家里，让灯光照亮整个房间，人群环绕，对我们来说会更容易一些。

但是，如果我们不能与自己的恐惧感和解，就体会不到夜晚带来的那些好处。我们会被自己无法控制的恐惧感拿捏住。如果夜晚的存在自有其道理，而我们的生活也离不开纷繁的夜色，那么我们别无选择，只能与自己的恐惧感做朋友。

不然，夜晚的我又怎么才能完全获得自由呢？

好奇心

我们渴望了解周围的一切，
了解得越多，求知的欲望就越强烈。

——玛丽亚·米切尔于 1878 年在《丹佛日食日记》中所写

悲伤的感觉就像遭遇了日食，让人一下子陷入到熟悉又陌生且备感恐惧的黑暗世界。这时候，我们渴望太阳回归，四处找寻确定性，感叹生命之短暂。

即使已经过去了七个月，我仍然生活在恐惧之中。我害怕失去自己的至爱亲朋，担心有关父亲的记忆会慢慢淡去，唯恐内心的伤痕无法愈合，也畏惧死神的降临。研究表明，沉溺在悲伤中难以自拔的人大脑内的杏仁核都会异常活跃。因此，我知道有这样体会的人不在少数，并不止我一人。

而且，我既不像以前那样因为晚上睡不着觉而担心，也不会因为待在黑漆漆的房间里而心生恐惧，恰是黑暗和失眠才唤醒了夜晚的我。但要持续抚平内心的恐惧，还得采取进一步的行动。我需要利用"夜游神"迸发出的智慧，满足夜晚的我怀有的那份好奇心。

米尔德里德·莉塞特·诺曼是一位颇具传奇色彩的人道主义者

和活动家，被称作和平朝圣者。她曾收到过一封信，写信的人向她请教怎样才能克服独自在外时对黑暗的恐惧。这位星夜兼程、经年累月露宿在外的和平朝圣者回信说："我建议你目视夕阳西下，直至黑夜降临……然后去搜寻夜空中出现的第一颗星星。"

怀着好奇心和恐惧感，我选择听从这位和平朝圣者的建议，开始仔细观察天空从黄昏到黑夜的变化过程。夜空中第一颗星星的出现确实分散了我的注意力，打断了我的胡思乱想。然后，当我在黑暗中醒来，将蜡烛、铅笔和纸张放在一边，径直走向门口时，才发现自己对这片浩瀚星空一无所知。平时，我大部分时间都住在伦敦。每当夜幕降临时，五颜六色的灯光混合着傍晚的微光，照耀着城市。路上的行人都在匆匆忙忙往家赶，攥着钥匙，埋头赶路。而在乡下，夜晚的路上险象环生。过往车辆开着刺眼的远光灯在路上疾驰，蜿蜒的乡间小道上还会时不时冒出个兔子洞，或者横着一片模糊不清的铁丝网。稍不小心，就会有绊倒或是扭伤的风险。因此，夜间出行一定得低头看着路，不能好奇地抬头仰望星空。

然而这会儿，透过屋子那扇敞开的大门一眼望去，夜晚浩瀚无际，一片祥和。相反，白天却让人感觉很局促。我意识到，在白天，我眼里的世界只能延伸至地平线的尽头，抬头看到的不过是天上的白云和飞机划过天空的痕迹。但是，一到晚上，迈过门前台阶，我的世界就变得如星系般浩渺，如宇宙般广阔。我瞬间摆脱了那方寸天地的局限，迈入无垠的星光之中。

当我凝视着满天繁星，心生欢喜。那是一个不属于我的世界，一个能让我感到平静的世界，一个更古老、更自然、更神圣的世界。在那里，时间仿佛凝固了一样；在那里，我心如止水，异常平静。

连续几周，我一到晚上就出门抬头凝视这深邃的夜空，看得越久，越发好奇。我想了解更多关于这片星空的知识。这是因为新的发现会激起人们更强烈的好奇心吗？姑且不论对错，这不正体现了人类孜孜不倦探索的精神实质吗？或者，这是因为多巴胺刺激才有的脑回路？

不论出于什么原因，我都渴望了解这片星空，也想要像历史上著名的天文学家那样，有资格为星座、行星和月相命名。我想知道，是否还有人像我一样被这片星空吸引。我想知道，为什么当我抬头仰望这片星空时，会有如此不同寻常的感受。刹那间，在我脑海中涌现出了无数个问题。

三周后，我和继母到访赫斯特蒙索天文台参观，这里曾是欧洲天文学研究中心。这座天文台拥有的六台望远镜，始建于 20 世纪 50 年代。一经建成便取代了伦敦的皇家格林尼治天文台——这座历经四百年历史沧桑的天文台因首都伦敦的烟雾污染和光污染被迫关闭。英国苏塞克斯东部原本拥有清澈邃远的夜空，是观测天象的理想处所。然而，过去的三十年里，苏塞克斯的夜空受到了严重的污染，人们只好拆掉了刚刚安装在赫斯特蒙索的望远镜，把它们移到了新建在西班牙拉帕尔马岛一座死火山山顶上的天文台里。

如今的赫斯特蒙索天文台已变成了一个科普中心。我们报名参加了一期裸眼天文学课程，这次来这儿就是为了上第一节课。然而，今晚恐怕什么也看不到，因为天空布满了乌云，不一会儿便下起倾盆大雨。我们一边在天文台里避雨，一边聆听桑德拉·沃斯博士（Dr Sandra Voss）讲述与宇宙相关的那些事实。她的嘴里时不时地冒出些让人无法想象的数字，动辄几十亿、几万亿，每一样都大得令人难以置信。例如，太阳所蕴含的能量相当于 4 万亿颗投放在广岛的原子弹同时爆炸；银河系拥有超过一千亿颗恒星，这个数字比地球上曾经生存过的人类总数还要多。然后，她又补充说，一千亿还只是保守估计，实际上银河系的恒星可能多达四千亿颗。

沃斯博士解释道，我们现在看到的星光很有可能源自一颗早已衰落的恒星。当我们看到星星那纤细而明亮的光束时，实际上是在注视着已然逝去的时光。听到这里，我眉头微皱，一边望向漆黑一片的天文台，一边想着：难道每天晚上向我眨眼的星星已经不复存在了吗？我那对天文学一无所知的大脑努力地思考着，不禁为之一紧。面对这些庞大的数字和无垠的宇宙星系，我整个人仿若置身于无尽的苍穹之中，随波逐流。此刻，我急需有人叫我的名字或是跟我说点什么，才不至于漂浮到外太空。

当沃斯博士拿出一张地图，示意我们打开时，我才如释重负地松了一口气。地图上画满了各种图表和虚线，看得人眼花缭乱。然而，雨还在下，课程也还在继续，我的思绪漫游开来。我在想，如果我窥探到了星座，知晓点点繁星连接起来是什么样子，那银河系还会唤起这奇妙和宁静的感觉吗？当我们对宇宙的了解愈发深入时，会怎样？当所有的星星都有自己的名字，在星图中被标记出来，再用虚线连接，又会怎样？

我的好奇心一下子被勾了起来。我想了解从前那些曾仰望星空、探索黑暗、观测那片无边无际外太空的女人。她们是谁？是什么让她们"风物长宜放眼量"，勇敢地直视造物主的凝视？一个对自由的感觉很陌生的女人如何在浩瀚无垠的宇宙中找寻方向？而她随后又在哪里找到了自己的位置？

我从自己细微的体验中发觉，当我们反复仰望月亮和星星时，我们所处的世界会发生一些微妙的变化。而我们自己也会有些微妙的改变。

虽然历史上早已有众多女性天文学家，她们却鲜为人知。她们的故事讲述了女人们如何仰望深夜那闪烁的星空，并从中看到了无限可能。故事中的女人们被好奇心驱使。她们对月亮和星星的运行轨迹了如指掌，能够预测风暴的来临、风向的变化、航船何时靠岸、候鸟何时归来。

故事要从恩西杜安娜（Enheduanna）说起，这位月神女祭司生活在公元前 2300 年前后的美索不达米亚南部地区（现伊拉克的一部分），为自己的父亲阿卡德国王萨尔贡效力。月神女祭司享有极大的政治权力，肩负着观测和记录月相变化的重任。恩西杜安娜在那些整晚无眠的夜里，不仅创作了数千行的诗歌，还解读了自己的梦境。这些梦境被认为反映了来自神灵的信息。

接下来是古希腊的阿格莱奥尼斯（Aglaonice）的故事，她发明了预测月食的方法。在世界的另一端，人们在与天文学相关的雕刻画像中发现了一位不具姓名的玛雅妇女。她身着长裙，头戴羽蛇头饰。在埃及，亚历山大城的希帕蒂亚（Hypatia）不仅教授天文学，还撰写了天文学书籍，构造了星盘。然而，希帕蒂亚却在公元415 年遭暴徒杀害。自那之后，很久都没再出现过杰出的女性天文学家。

然而，女性观察夜空的故事一直存在。她们留下的诗歌和书信就是明证。自 17 世纪始，我们就可以从真正的天文学研究中找到证据。让我们从欧洲第一位女天文学家玛丽亚·库尼茨（Maria Cunitz）的故事说起。1650 年，库尼茨不声不响地自费出版了一本关于行星列表的书籍，但由于发行数量有限且印刷厂知名度不高，她的作品一直被男性天文学家们所忽视。

在库尼茨之后，陆续有一些女性选择与自己的父亲、丈夫、兄弟或是叔伯一起合作，开展天文学研究。我花了好几个礼拜，仔细研读她们的传记。逐渐地，我对其中的几位产生了浓厚的兴趣，这些人中就包括玛丽亚·米切尔。米切尔生活在 19 世纪初的南塔基特岛上，在一个偏僻的海边小镇长大。在那里，星象知识对水手们来说生死攸关，因为他们得靠着星星指引方向。

米切尔的父亲是一位教师，也是一位业余天文学家。米切尔的职业生涯始于陪着父亲观测和记录星空。随着时间的推移，她逐渐开始独自观察星空。从十八岁开始，她就常裹着厚厚的羊毛大衣，借着鲸油灯的微亮，在晴朗无云的夜晚观察天象，这个习惯保持了十五年。她在日记中坦言，自己痴迷于"站在午夜的星空下，把极光看作令人身心愉悦的灵魂伴侣，认为流星是为逝去的亡灵传递信息的使者。树上的繁花在月光映衬下，看上去是那么令人欣喜"。米切尔每天都会夜观天象，内心慢慢地生出了一种"超脱于自然的宁静和无限感激的情感，让躁动的灵魂逐渐归于平静，给困苦的心灵带来了希望"。

1847 年的一个晚上，米切尔正在参加一场晚宴，她找了个借口，悄悄离开，登上屋顶，站在那里"扫视"星空，发现了那颗使她一举成名的彗星。这个发现改变了她的一生，使她成为美国第一位女天文学家，享誉世界。

米切尔在天文台上观星的地方被分配给她当作宿舍和教室，而给男性教授们分配的宿舍是公寓套房。对比如此鲜明，真是讽刺啊！我想试着忘掉米切尔和她那天文台穹顶下嘎嘎作响的床，却不由自主地想到了塞西莉亚·佩恩（Cecilia Payne）。佩恩出生于 1900 年，因发现了恒星的组成成分氦和氢而闻名于世。她从小就对夜空极其着迷，躺在婴儿车里时她就喜欢目不转睛地盯着天空，看陨石划破长空。小塞西莉亚随后又被北斗七星所吸引，然后是猎户座腰带。九岁时，她观测到了白昼彗星。十岁时，她又目击了哈雷彗星。塞西莉亚在她的回忆录中描述："相比于自己晚年的星空记忆，儿时的回忆似乎更加鲜活、更加珍贵。因为随着时间的流逝，少年时代对星空的憧憬和好奇早已被岁月冲淡。"

维拉·鲁宾（Vera Rubin）是第一位发现暗物质的天文学家，她对夜空的痴迷也可以追溯到童年时代。1939年12月的一个霜冻之夜，十一岁的维拉透过卧室的窗户看到了满天繁星。同一时刻，一颗流星从东方划过整片夜空。紧接着，第二道流星也迅速划过。在接下来的几个月里，满天繁星深深地吸引着她，仿佛在召唤着她。她会在深夜起床观察，惊讶地发现群星在夜里不断变化着方位。她回忆："大约十二岁时，我宁愿熬夜看星星，也不愿睡觉。我开始自学，去图书馆阅读与天文学有关的书籍。不过，最初也就是透过卧室的窗户看星星而已……在我的生活中，没有什么事情比每天晚上仰望这满天繁星更有趣。"

当我反复品读女天文学家们的回忆录和传记时，并不清楚自己究竟在寻找什么？是某个主题？还是某种模式？抑或是可以点亮我自己的夜空，让我受到启发的什么东西？这些问题的答案我都没找到，相反地，我发现好奇心是无法满足的。但我也了解到实际观测会给人的体力带来多么大的挑战。我感受到了在偏远的地方度过寒夜会是什么感觉——大概就是双眼酸痛疲惫，四肢困顿乏力。天文台漆黑一片，这是一种全新的黑暗体验。维拉·鲁宾曾贴切地描述过这种体验：

夜晚冷彻入骨，工作枯燥乏味，时间缓慢流逝……清晨来临，结束了晚上的观测，太阳升起了……一缕阳光重置了我的生物钟。

我完全清醒了，无法入眠，因为太过好奇，我迫不及待地想要冲洗晚上拍的相片，于是我走进了暗房。虽然黑暗会让我想起自己的身体有多么疲惫不堪，可我知道自己根本睡不着，因为我急切地想看到相片上捕捉到了怎样的画面。

在亚利桑那州洛厄尔天文台，夜间温度已降至零度以下。鲁宾在一个又黑又冷的穹顶房子里写作。她戴着厚厚的手套，手指都冻僵了。屋子里一片漆黑，伸手不见五指。她坚持要挡住所有的光线，甚至是发光的表盘都要被遮住。对于我们大多数人来说，冰冷、漆黑、清醒、孤独犹如世界末日般让人恐惧。然而，对于鲁宾来说，这些夜晚是她"人生中最幸福的夜晚"。

鲁宾的生活基本上就是围绕着望远镜转。在天文台穹顶之下，仰望无垠的星空，她在一片静谧中获得了真实的满足感。她摆脱了烦恼，可以自由自在地探索自己感兴趣的事物……确实如此，鲁宾感兴趣的问题实在太多了，因此，在1965年至1966年间，她曾连续三十三个晚上不睡觉，观察星空，找寻答案。

我发现，好问是夜晚的我的另一个显著特征。这一特征是因晚上观测时体验到的时空空虚感而形成，还是因为大脑在夜间发生了变化而产生，我不得而知。不过，我逐渐开始明白，无论问题是提给星星，提给天文界的前辈，还是提给宇宙，提问总归会迅速让我远离那些一旦陷入就不可自拔的情绪。如若不这样做，我就会整晚纠结。于是，夜复一夜，我站在窗前，催促夜晚的我眺望远方，上下求索。

夜空或许对女性一直就是开放的（哪怕只是透过一扇窗户），但是机构和天文台却会把她们拒之门外。玛丽亚·米歇尔曾为允许女性进入梵蒂冈天文台不懈奔波。最终，她得以准许到访天文台。

然而，到了傍晚，她却被要求必须离开。可望远镜在白天又有什么用处呢？

1955 年，玛格丽特·伯比奇（Margaret Burbidge）被告知：因为天文台里只有一个厕所，所以不能资助她在那里做研究。要是不拿厕所当借口，男上司们还会拿在天文台工作的男助理们当借口，说助理们会因为被一位女士呼来喝去而心生不爽。

对女人来说，好奇心是一个不那么得体的品性。尽管女天文学家们在这方面不仅有天赋，还有建树，但总有人会因为一些鸡毛蒜皮的事情把女性排除在外，特别是排除在夜间工作之外。比如，只有一个厕所，或者男助理不好对付之类。听上去有点荒谬，可这就是那些有话语权的大人物给出的解释。

玛丽亚·米切尔在瓦萨学院给年轻女性教天文学时，同时代的艾米丽·狄金森（Emily Dickinson）在写诗。她创作的 1800 首诗中，有数百首涉及天文学、星星、黑暗和夜空。星座、流星、日食、行星、各种月相和无数的星星——所有这些都在她的作品中闪耀，璀璨夺目。蕾妮·伯格兰（Renee Bergland）教授曾评价："艾米丽·狄金森那些描写天文的诗无与伦比。"

对于（经常失眠的）狄金森来说，夜空不仅仅意味着美丽的景色。夜色掩映下，她更有能力驾驭自己的生活，能更自由地徜徉于自己的内心世界。夜晚还描绘了一张充满符号和隐喻的图，让她能够不仅从字面意义上而且从比喻意义上反思自己，为自己找寻方向。正如她所写："星星又何尝不是符号，用来标记人生的点点滴滴？"

对于大多数不能随意漫步的女性来说，夜空让她们有机会迈向自由。她们可以从阳台或窗户一角，自由自在地、充满好奇地、富有想象力地漫游。对于像狄金森这样的女性来说，夜空既是安全的港湾，也是漫游的旅程。狄金森在二十八岁后就从未离开过家，现代研究者认为她应该患有广场恐惧症 [1]。

1862 年，米切尔写信给新成立的瓦萨学院，斗胆询问他们是否招募天文学教授。在写给导师的信中，她坦陈："我感到恐惧……我很害怕……"而另一方面，数十年来，研究者们一直在探讨是什么导致了狄金森的恐惧和孤僻，是创伤后应激障碍，惊恐发作，悲伤，性侵，狼疮，癫痫，抑或是一种致盲的眼疾？我们恐怕永远也弄不清楚到底是什么使狄金森如此恐惧。

起码有一位传记作家认为，狄金森的恐惧源于生活中一段突如其来的变故。十四岁时，她的四位朋友和家人先后离世，其中包括和她一样大的表妹索菲亚。小艾米丽悄悄地走进停放索菲亚尸体的房间。她站在黑暗中，被表妹苍白得没有一丝血色的脸吓到了。小艾米丽随即被拉开，但那种失去亲人和面对死亡的感觉却一直萦绕着她，无法散去。

不管怎样，从狄金森的诗歌里，我们隐隐感觉，黑夜成了疗愈伤痛、逃离苦难的地方。她告诉我们，黑夜是清晨的画布，是让我们得以"永生"的地方。晚上，我们反而可以看得更清楚，恰如她的诗句："我能在黑暗中看得更清楚，我不需要光明。"

狄金森在她的那首名为《我们渐渐习惯了黑暗》的诗中写了黑暗具有的变形特质。她似乎在说，在晚上，我们才会遇到最真实的自己，明白"生命基本是在一条直线上一直向前"是什么意思。

好几个星期以来，"生命基本是在一条直线上一直向前"这句话一直萦绕在我的脑海中。似乎映射了几个月来我在晚上感受到

---

[1] 广场恐惧症（Agoraphobia）是一种心理障碍，表现为对于在公共场所、开放空间、人群中或离开家庭环境时可能发生恐慌或窘迫感的强烈恐惧。——译者注

的那种悲伤。那段时间，我慢慢地不再恍惚，逐渐适应了没有父亲在旁的步伐，从内心的黑暗中走了出来。那段时间，星星向我奔来，仿佛镶嵌着珍宝的绳索把我拽了出来，使我不再困在自己的内心里。

美妙的暗夜不仅让狄金森写出了"生命基本是在一条直线上一直向前"这样隽永的诗句，还被她视作是"最勇敢的人应该学着看见的地方"。她认为晚上是"属于头脑的"。在夜晚，她可以想象自己拥有无限的可能。黑暗培养了她强烈的内省能力和洞察能力，形成了狄金森作品的标志特征。夜晚的隐匿性让她有能力触及自己情感的深处。不过，她的好奇心却是星星激发起来的，满天繁星让她的夜晚如此闪耀。对艾米丽·狄金森来说，凝视星空就是在凝视自己。

狄金森从未付梓出版过她的诗作。在五十五岁离世之前，她已经超过二十五年没有离开过自己的房间。与来访者交谈时，她总是躲在窗帘后面，或站在楼梯上面。她去世后，姐姐拉维尼亚（Lavinia）发现了数百首狄金森的诗作。这些诗写在信纸上，信纸仔细地用麻线扎着，一捆捆放在盒子里。

在编号为第 932 的那首诗中，狄金森描述了她和那些"值得信赖"的星星之间的关系，她把星星看作是"最熟悉却从未交谈过的朋友"。

与佩恩、米切尔和鲁宾一样，狄金森也把星星视作朋友，这是因为她无尽的好奇心发端于星空，而星星也是她最忠实的伙伴。

白天的我还是会质疑夜空的疗愈能力。直到有一天，我遇到了一位名叫安托瓦内特·库索米哈里斯（Antoinette Koutsomihalis）的澳大利亚天体摄影师。她那空灵、溢满月光的照片经常获奖并展出。安托瓦内特坚信，夜空让她摆脱了难以忍受的痛苦，治愈了她精神上的顽疾。她跟我说："我父亲在五十九岁时突然去世。几个月后，我母亲也去世了。我不得不操持濒临倒闭的家族生意。可就在那时候，我又得了乳腺癌。"

安托瓦内特说，巨大的痛苦和悲伤对她的心理健康造成了极大损害。"我不愿离开房间，谁也不见；朋友们走散了，那段时间糟透了。"然而，就在某个时刻，她起身望着窗外的夜空，蓦然通透了。她淡淡地说："夜空挽救了我，我开始走出家门，站在院子里仰头望着月亮和星星。这似乎让我回忆起了那些快乐无忧的日子。"起初不过如此，可是紧接着她的好奇心就被激发起来了。她接着说："我想了解更多。夜空鼓舞了我，给了我信心，所以我修了一门天文学课程，在网上自学了天体摄影。我一次又一次离开家去拍照，加入天文爱好者的组织。我现在经常整晚都在外面，独自一人待在偏远的地方也没关系。"

但是，夜空是怎么治愈了她呢？我追问。

"我知道自己的人生已经过了大半。生命中似乎已没有什么可以依靠的——甚至自己也是不可靠的。然而，月亮和星星仿佛是永恒的。它们一直存在于我们的生命中，让我们觉得安稳、踏实……仰望着有数百万年历史、数也数不清的星星，会改变你对自己以及自己面临问题的看法。这是一种精神体验，会让你发生改变。"

我想知道是否正是这种改变让安托瓦内特鼓起勇气，晚上独自漫步在树林中。可是，当我问她时，她却笑着说："我第一次走近树林时，遇到了从那儿散步回来的人。他们告诉我，那儿不安全，还是别去了，于是我照做了。可很快我就觉得不对，转头一个人又走

『有时觉得黑夜就像一层毛茸茸的保护层

柔软至极

让我可以迷失其中

忘却自我』

进树林里。我想走到里面大约两公里的地方待上一晚，可当我走了一半儿时，不敢往前去了，又转身往回走！然后，我生起了自己的气。我的愤怒战胜了恐惧。我问自己：为什么我就不能坐在树林深处中拍摄银河呢？于是，我第三次转过身来。这一次，我没有动摇，自己一个人待在树林里，度过了整个晚上。这种感觉太奇妙了。既然我不害怕黑暗里的种种情绪，又为什么要害怕黑暗呢？"

几个星期后的一个晚上，当我看着月亮和星星时，我更加坚定地觉得黑夜没什么好怕的。因为，这片夜空就是祖祖辈辈们曾凝视过的那片夜空。当我仰望猎户座腰带或者仙后座时，我会想，很久以前祖先们也曾仰望着这些星座。我喜欢这种和自己的过去息息相关的感觉。在瞬息万变的宇宙中，我隐隐感到了一丝安慰。

迄今为止，我已经在手机上下载了好几个观星的应用程序，还买了一副笨重的天文望远镜。曾经看起来平淡无奇的星星变成了由蓝色、翠绿色、天竺葵粉色汇成的漩涡，像永恒绽放的烟花一样绚丽多彩。我凝视着夜空，直到撑着望远镜的手臂微微发颤。注视着一轮月牙爬上天空，我与木星互送情愫。当白天的忧虑飘向夜空时，我感觉自己的身体也变得轻盈了。黑暗中传来各种声音：像是一头牛在哞哞叫，又像是一只羊在咩咩叫，好像还有什么东西在尖利地叫？是猫头鹰吗？抑或是远处摩托车的轰鸣声……我感到我对天空没那么好奇了，于是平复心情，进入了梦乡。

忽然间，我想起了独自一人待在澳洲树林中的安托瓦内特，夜复一夜在屋顶观星的玛丽亚·米切尔，以及靠在敞开的窗户边过漫长岁月的艾米丽·狄金森。在那一瞬间，我渴望在亘古不变的星空下度过漫漫长夜，星星和我之间除了夜间凉爽的空气，别无他物。当悲剧或疾病袭来时，我们似乎会缩成一团，很长一段时间蜷缩在有限的空间里，别无选择。可是，要想完全治愈创伤，我们必须让自己慢慢地、一步一步地走出来。遇见夜空时，我就迈开了第一步，即使最初只是从窗户向外张望。我向自己许下诺言：当我准备好了的时候，我也要整晚睡在户外。

不 安

夜晚的静谧很奇妙……

感觉逐渐与夜晚、大地和周围环境融为一体……

——凯瑟琳·特里维廉,《荒野石南》

父亲去世八个月后,我的睡眠质量还是很差。进出希思罗机场的飞机络绎不绝,飞机不停地从我家屋顶上掠过。从凌晨4点10分开始,飞机的轰隆声就不绝于耳,一直在我的脑海里盘旋。因此,晚上我常常睡不着,一直要等到早晨第一班飞机飞过,才不那么紧张了。有一天晚上,我实在是太想静一静了,于是收拾好东西,开车去了乡下的房子。我在拥堵的高速公路上开了好几个小时,到家时眼睛已经酸痛得不行。于是,我爬上楼,在安静昏暗的卧室里躺下。可当我拉开百叶窗,却注意到有些异样。天空好像和平时不太一样,好像是颜色不对,又好像是高度不对。我又看了看,发现天空是万里无云的靛蓝色,是那种无边无际的午夜蓝。我寻找着月亮,却找不到一丝踪迹。我有些纳闷:今晚怎么没有月亮?于是,我推开窗,凝视着这沉静的蓝色。天空中闪烁着成千上万颗的星星,它们像远方的向导一样热情地在向我招手。

我转身回到房间，放下百叶窗。第二天有很多事情等着完成——有本书有几章要编辑，有几篇文章待提交，还有几封电子邮件需要回复。所以，我现在需要睡觉。但我的手停在了百叶窗上，我好像没法把它合上。相反，我的手一直拉着绳子，又一次把百叶窗完全打开了。星星在遥远的天际角落里隐隐闪烁。那一刻，我突然觉得卧室房间，乃至整栋房子都那么闷热逼仄，让人窒息。

一时兴起，我从孩子们的卧室里拖出一张床垫，拽着它走过狭窄的走廊，把它推出窗外，放到我卧室外面一片平坦的屋顶上。在这个过程中，我听见白天的我絮絮叨叨地在心里嘟囔：外面好冷的！可能会下雨哦！屋顶承不住你的重量！虫子会爬到你脸上！你会睡不着觉的！快去你自己的床上睡吧，你这蠢货！

可好像还有个声音在催促着我。莫非是我那鲁莽且叛逆的夜晚的我？抑或是我父亲在天上呼唤着我？我给自己铺好床单，放好枕头，搬来羽绒被，爬了上去，心里想着可别下雨，祈求单薄的屋顶能支撑得住我的重量。然后，我仰面躺着，凝望着天空。在那一瞬间，我的内心产生了微妙却足以改变我一生的变化。

从那天起，只要天气预报是晴天，我就会睡在屋顶的床垫上。我沉浸在一个没有界限、没有边缘、无拘无束的世界里，过了好几个不接地气的愉快夜晚。在这之后，待在屋里过夜就变得沉闷而没有新鲜感。

然而，我的体验还只是停留在身体上，深刻而强烈。即使我的视线被上方一览无余的星空吸引，我的身体仍感觉自己扎根在湿漉漉的泥土中。忽然一阵飘着草木芬芳的西风带来丝丝凉意，让人不禁打个寒战。黎明时分，一层细细的、亮闪闪的露珠爬上我的发梢，顺着枕头流下，渗入床单里。

好几个晚上都是这样。没有时钟、屏幕、书籍或天花板，我盯着天空，一边凝望，一边胡思乱想。大脑似乎消融掉了，思想的外壳仿佛脱落了一般。于是，我干脆放空自己，扶摇直上，既不是清醒的状态，但也不是睡眠的状态。

这样天马行空地任思绪游荡通常会持续十五分钟左右。然后，无论早晚，我都会陷入一种迷迷糊糊、酣畅淋漓的睡意中。几个小时后，我再次醒来，凝视着夜空，感受到一种十分强烈、意料之外的兴奋，仿佛是在梦中醒来，看到了一份来自另一个世界的礼物。那个世界超凡脱俗，似乎久已被遗忘，超出了我的认知，超越了时间。最后，我又重新进入了梦乡。如果露水太重，或者气温太低，我就会从窗户爬回床上。不管怎样，我醒来时都会带着一种轻微的兴奋感，仿佛夜晚给予了我珍贵的礼物。尽管我也不确定那是什么。

我没跟任何人说起过在屋顶度过的那些夜晚。我不好意思跟别人说，我经常拖着床垫到屋外去睡。跟别人说这段经历是我人生中最难忘的经历之一，好像也说不出口。

不过，我仍然迫切地想与人分享，想看看有没有人也和我一样被这种非凡的境界所打动。这种既尴尬又超然的奇怪感觉让我感到困惑：如果这种体验感如此强烈，我为什么会觉得尴尬，甚至羞愧？

不知道这是否是女人才有的感觉？女人好像不应该仅为了高兴就跑到户外去过夜。这种行为看起来既鲁莽又不安全，还有点疯疯癫癫的。然而，想到西尔维娅·普拉斯的经历，又让人觉得有点可悲。她渴望到户外过夜，却又觉得不能这么做。她曾写下著名的诗句："生为女性是我的悲剧……我想在空旷的田野上过夜，在晚间自由地行走。"

以前，只有男人才能为了开心在户外过夜，或者叫露营。因此，流传下来的多是那些伟大的男性冒险家的故事。比如，罗伯特·路易斯·史蒂文森（Robert Louis Stevenson）和他那不朽的名句："屋檐下是死寂单调的黑夜；而在空旷的世界里，夜晚轻快地流逝，带着星光、露水和香气……"

史蒂文森曾在枕头下放把手枪，在法国的山上风餐露宿。对他来说，凌晨两点是神奇的时刻。他觉得，那个时候自己才真正从"文明的堡垒"中解放出来。不知道他的喜悦是来自头顶的星空，还是因为躺在大地母亲的怀抱中而感到悸动。

继史蒂文森之后，以"流浪"为荣或以"流浪"为主题写作的男性作家越来越多。有睡在果园干草堆下的西莱尔·贝洛克（Hilaire Belloc），还有在西班牙星空下拉小提琴的洛瑞·李（Laurie Lee）。作家斯蒂芬·格拉汉姆（Stephen Graham）描绘过"在柔软的灰色沙地上悠长而轻柔的睡眠……在春天的草地上舒展四肢……"格拉汉姆笔下的露宿通常是睡在蕨类植物和桦树枝条铺成的床上，这种非比寻常的体验重塑了他的灵魂。另一位作家，帕特里克·莱斯·弗莫尔（Patrick Leigh Fermor），曾在多瑙河畔欣喜若狂地写道："我突然意识到，是时候第一次在户外过夜了，这可是我渴望已久的啊！"同时代的画家奥古斯都·约翰（Augustus John）也曾描绘过他睡在达特摩尔河和泥炭火堆旁的景象。他写道："你可以一直听到溪流的声音。"

在他们的作品中，这些人把自己描绘成风餐露宿的传奇人物，因为夜空而改变。但是，从来没有女性作家写过这样的作品，这恰好证明了普拉斯说的是大实话——生为女性就意味着万万不可在夜晚乱走乱动。

有一天，我问妈妈，在她八十四年的人生中是否有过在户外露宿的经历。果然如我所料，她看起来很惊讶，然后说："没有，从来没有。"她的语气听上去很不解，好像在奇怪我怎么问了这么可笑的个问题。也许这问题确实可笑。曾有那么一次，我和男朋友没赶上末班车，打算在塞尔维亚火车站的长凳上睡一晚。结果，警察直接把我俩赶了出去，就好像赶走流浪猫一样。不过，史蒂文森等人的描述暗示了其实那一夜我们还可以有别的选择，而现在我也已体验过了。

事实上，历史上早有女性体验过在户外过夜。有时是迫不得已，但更多时候只是纯粹为了开心。画家格温·约翰（Gwen John）经常走出位于巴黎的公寓，在公园、花园、树林和草地上露宿。昆虫学家伊芙琳·奇斯曼 (Evelyn Cheesman) 环游世界时会睡在户外的吊床上。前文提到的那位和平朝圣者在美国各地为和平奔走时，经常在外过夜。她说自己更喜欢露宿街头，最好连睡袋都不要。她说："星星是我的毯子。"西蒙娜·德·波伏娃在法国山区徒步旅行时，常常睡在长凳上或者干草丛里。摄影师玛格丽特·伯克·怀特（Margaret Bourke-White）也喜欢露宿，她写道："睡在空旷的天空下，是我为写作在体验生活，是我在尝试与世隔绝。"她甚至给自己订制了一张带轮子的床，这样她就可以时常换个地方过夜。

户外露宿的经历常常意味深远。1985 年，诗人兼画家伊黛尔·阿德楠（Etel Adnan）在攀登加利福尼亚州的塔玛佩斯山后，露宿在树下。她后来写道："那天晚上，我们摆脱了执念，不纠结一定要有个理由才能这么做。黑夜告诉我们，无论在哪儿我们都能活下去。活着就足够了……"

阿德楠对那些无眠之夜的动人描摹真实地反映了作家凯瑟琳·特里维廉 (Katharine Trevelyan) 的早期经历。1930 年，凯瑟琳只身游历加拿大时说："我感到无家可归，但这种感觉令人愉快。我并不觉得孤独，反而觉得自己仿佛拥有了整个夜晚和世界。"在加拿大荒凉贫瘠的森林和平原上，特里维廉一路走来，风餐露宿，常常被恐惧笼罩。不过，夜晚的经历也让她变得越来越皮实："我似乎并不完全属于我的身体。我感觉自己悬浮在身下的大地和透过树木间隙看到的天空之间。"她难忘那种"并不孤独的寂寞"。在后来的日子中，对她而言，夜空变得意味深长。她在回忆录中写道："我常常在凌晨两点起床……站在那儿仰望银河……长时间凝视着夜空，我就会看到天神的面容缓缓浮现在我眼前。"

三十年过去后，克拉拉·维维安（Clara Vyvyan）读到罗伯特·路易斯·史蒂文森出版的旅行回忆录，他在书中描述的露宿生活给予了克拉拉一种难以抗拒的"宁静之感"，于是她决定亲身体验一番。在流动的星空下，时光预示着浪漫、冒险和神秘。

当时，克拉拉还只是个孩子。午夜过后，她拿了一条毯子和一盒火柴，激动得浑身发抖，蹑手蹑脚地走下楼。天气冷得让人受不了。不过，一会儿工夫，她就感觉不到自己的身体了。她回忆说："我当时只剩下'听觉'了。除此之外，所有感官都变得迟钝了。"在这种状态下，她发现自己在仔细地倾听，这是一种陌生的寂静，以前从未听到过。

克拉拉穷尽词汇来描述她在户外度过的夜晚，却发现自己进入了一种与以往不同的状态："我意识不到自己还有爸爸妈妈，虽然他们就睡在不远处的家里，但好像没有生命一般。我第一次听到了默不作响的星星在说话。在这之前，我从来没有单独和它们待在一起过。"

成年后，克拉拉就可以堂而皇之地在外露营了。她以报纸为被，以背包为枕，睡在爱尔兰的山脚下。她曾睡在威尔士的山涧旁，睡在英格兰湖区的高山上，紧紧裹着报纸。她也曾蜷缩着睡在敞篷船的船舷之间，栖息在荷兰的荒原上和康沃尔的山丘上。她还曾躲在灯塔旁边的干草堆里过夜。她是一个热情而执着的露宿者，后来她形容自己在外过夜是"（我）生命中最伟大的冒险之一，让我摆脱了狭隘的习性，走向无可争议的远方"。在她后来的日子里，一直保持着与星空亲密接触的感觉，每次皆有新体验。她始终认为露营让她找回了一种久违的与黑夜和黎明亲密接触的感觉，让她沉浸在一种近乎宗教般的满足感中。

在某种程度上，正是因为睡眠不足，克拉拉才找到了"新的与星星的亲密关系"。毕竟，如果她一直在酣睡，就会有截然不同的经历。不过，我也发现，睡在外面和睡在屋里的体验完全不同，就好像银河那迷人的、宝石般的光芒与卧室里温馨的窗帘带给人完全不同的感觉一样。

后来，我跟一个我觉得会理解我的人坦白了我在户外过夜的疯事儿，这个人是作家英加·辛普森（Inga Simpson）。她也给我讲了她对树木"真切地热爱"。听了她的话，我坦承我对黑暗和星光也有类似的感觉。她听后点了点头，告诉我：她整个夏天都在澳大利亚中部徒步旅行，连一顶帐篷都没带。

她说："在户外露宿改变了我的生活。这个道理很简单：我终于和大自然，以及星星融为一体了。整个夜空清晰可见，天知道怎么有这么多天体，而且都这么明亮……当我静静地躺着的时候，流星在天空中划过，当时的感觉依然记忆犹新。不过，与其说是星星在移动，不如说是我在移动，或者说是地球在移动。"

英加的经历改变了她，她说："这些感受提醒着我，生命如此短暂，我不过是这个星球上的一粒尘埃而已。"

人感觉自己如此渺小，如此没有自我，会让人有一种奇怪而反常的解脱感。小说家兼诗人艾米莉·勃朗特（Emily Brontë）在约克郡的荒原上，沐浴着皎洁的月光，感觉自己变得很渺小，她将这感觉描述为"当我不是我时，我的身边没有任何人……不过是四处游荡的精灵罢了"。凯瑟琳·特里维廉觉得这感觉是"一种解放……让心灵突然摆脱了无数枷锁"。对英加来说，夜空带来的渺小感就像是在"剥离掉一切不重要的东西"。每当她在黑暗中醒来，就会望着星星。她曾写道："我又开始天马行空地想象，不为琐碎的事情烦恼。"

1909 年，英国作家伊迪丝·达勒姆（Edith Durham）在巴尔干半岛旅行时，发现在户外露宿能让人消除一切消沉情绪。达勒姆经常睡在干草堆上。她回忆说："夜空中万里无云，蔚蓝深邃，繁星闪烁。我纳闷人为什么非得要睡在屋里……在星空下清醒地躺着能带来纯粹的快乐，何必要在屋里辗转反侧，遭受失眠的痛苦。"

那么，是什么让我们在凝视无垠的空间时感到如此宁静？是什么让我们不再胡思乱想？神经科学家现在认为是因为全景视觉，即我们眺望远方时的视觉，本身就能让人放松。实验表明，当我们的眼睛能看到数英里以外的地方时，我们感受的压力就会下降。当我们扫视夜空时，大脑中用于检测危险的杏仁核会处于平静和安宁的状态。没有人能确切地讲清楚为什么会这样以及这其中的道理。但研究人员认为，人大部分时候都是在近距离地观察周围，而广阔的全景视觉能把我们的大脑从狭小的近距离观察中解脱出来。进化生物学家则推测，早期人类以狩猎和采集为生，因此，人的视觉和大脑进化是为了找寻方向，发现水、动物或捕食者。只有在万不得已的时候，才切换到紧焦距视觉（这种视觉本身要求更高）。无论如何，当我们能仰望星星甚至更远的地方时，无疑会瞬间感到放松，舒缓过度思考的大脑。

对于英加来说，这种喜悦让人沉醉。结果她回到家后，立刻把床挪到紧靠着窗的地方："现在，我每晚都看着星星入睡。"每当夜里醒来时，她就会盯着夜空，通过南十字星的位置来判断时间。

自从有了户外露宿的经历后，英加不仅把床挪了个位置，她的写作也发生了变化。"户外露宿的经历改变了我，而我的写作也随之发生了变化。这是必然的，对吧？我们会改变，所以我们创造、制作和书写的东西也会改变。"

另一位作家达芙妮·杜穆里埃（Daphne du Maurier）在经历了户外露宿的体验之后，也发出同样的感慨。

1957 年夏天，达芙妮·杜穆里埃的事业蒸蒸日上，她的最新著作《替罪羊》（The Scapegoat）得到了她最尊敬的一位评论家的好评。更棒的是，这部作品即将要被改编成电影，由她最喜欢的演员亚历克·基尼斯（Alec Guinness）出演主角，剧本则由后起之秀戈尔·维达尔（Gore Vidal）撰写。

那年 7 月 1 日，她刚过完五十岁生日没几周，再过两周就是她结婚 25 周年纪念日。那是个星期一，达芙妮接了个电话，电话那头说她的丈夫汤米在伦敦晕倒了，人在医院。她急忙跑到医院，却发现汤米泣不成声，面容憔悴，精疲力竭，形销骨立，看上去一下子老了十岁。但更令人震惊的还在后面：当达芙妮回到两人在伦敦的公寓时，电话响了，来电者自称是汤米的情人。电话里，那个女人指责达芙妮让汤米崩溃，陷入双面生活的境地，还让他染上酒瘾，一番话把达芙妮说得目瞪口呆。

达芙妮伤心欲绝，当晚吃了双倍剂量的安眠药，但依然毫无睡意。那晚她辗转反侧一整夜，想了很多，还给汤米写了一封长信。第二天早上，她把信塞到汤米手里，然后逃回她在德文郡梅纳比利（Menabilly）的乡间别墅。她后来告诉朋友们，待在这里每日游泳，照顾日渐衰弱的母亲，才让她支离破碎的心境慢慢缓过来。写作曾是她习惯的宣泄方式，可是这一次她什么也写不了。她在给朋友的信中写道："我现在没有写作计划，我写不出任何东西……"

雪上加霜的是，汤米也来到了梅纳比利。以前，他只在周末时来这里小住一下，可他这次是来休养的。他坐在电视机前，偷摸着喝点酒。汤米的医生明确表示，他不能独自一人待着。突然间，达芙妮得一个人照顾两个人。看着丈夫和母亲的病情日益恶化，她有些绝望。而她自己原本也迫切地需要一个人待着，谁也不见。朋友们接到了达芙妮打来的电话，电话里她语无伦次、声音低沉。朋友们吓坏了，以为她濒临崩溃。

然而，好像有什么东西促使达芙妮重新控制住了自己的情绪，给了她再次写作的动力。

整个夏天，达芙妮的情绪一直不太稳定。于是，她决定在花园里支一张床。几个月来，她不断地梦到自己在游泳时遇见海水涨潮，差点淹死。每天早晨醒来，她的胃都会绞痛难忍，她在卧室里再也找不到安宁。

关于达芙妮在户外露宿的那些夜晚，我们知之甚少。她是在逃离那个由于丈夫出轨和得病而变得压抑的家吗？抑或是她感受到了星星那令人陶醉、治愈人心的吸引力？那段时间里，她描述自己"渴望超越现实"。不久之后，她又继续开始创作，这些作品后来收录在一本名为《断点》（The Breaking Point）的短篇小说集中，但这些故事与她之前的作品截然不同。故事里充满了超自然的思想，每一个故事里都蕴含着神秘的线索，暗示了达芙妮对无意识的心理过程和深不可测的内心世界开启了全新的探索。我们从中了解到，某天晚上在户外露宿时，达芙妮既兴奋又痛苦。她在漆黑的夜晚醒来，空气中弥漫着湿润的气息，她笃信有人在她身旁，不是真实的人，但也不是鬼魂。她感受到自己周围是另一个时空、另一个世界。

达芙妮觉得，这是因为睡在夜空下所引发的通灵现象。这段经历激发了她的灵感，使她创作了短篇小说《池塘》(*The Pool*)。小说中，一个失眠的女孩晚上来到花园，在星空下支了一张床，这段经历变成了一次奇妙而神秘的生活初体验，意义非凡。达芙妮曾表示，她的每一本书都反映了她的生活。在小说《池塘》中，我们窥探到了她那个夜晚的我："夜晚来临，天越来越黑……天空揭开了它的面纱，薄雾消散，星星开始冒头。荒芜之地萌发出生命，尘土飞扬，光明灿烂，静默的大地洋溢着理性的光辉。"

可能是受嫉妒、内疚、悲伤、困惑（或是其他情绪）驱使，达芙妮开始在户外露宿。晚上这些奇特的经历对她影响深远。她后来的作品皆呈现出"奇幻想象和深入内省"的特征。梅纳比利树木繁盛，满天繁星，这让达芙妮又找回了自己。她在濒临崩溃时，及时地悬崖勒马。

那么，黑暗怎么会改变我们的写作方式呢？

2018年，两位匈牙利学者对这个问题进行了深入研究。他们招募了78名志愿者，根据志愿者们对黑夜的恐惧程度给他们排了序，然后要求每个人写两个故事，一个在完全明亮的环境下撰写，另一个则在半明半暗的环境中创作。无论是坐在明亮的房间里还是黑暗的房间里，那些声称自己不害怕黑暗和夜晚的志愿者们所写的故事都相差无几。而其他人却并非如此。在半明半暗的环境中，那些承认自己害怕黑暗的人在黑暗里写的故事要比在明亮环境里写的故事长得多。更有趣的是，在这两种情况下，他们叙事的语言风格也大不相同。

随后，研究人员用软件分析了这种变化，区分了初级和次级的内容及语言。研究发现：初级思维是感性的、自由跳跃的、富有创造性的。在这种思维模式下，人们不考虑目的，不以解决问题为导向，仅仅关注具体概念，注意力在不同的事物之间游离转换。童话、神话和民间故事中包含大量初级内容。次级思维则是理性的、克制的，专注于解决问题或现实情况。学术论文和研究报告中包含大量次级内容。

在这个实验中，那些怕黑的受试者在黑暗的环境下写作时，明显使用了大量的初级词汇，极少使用次级词汇，仿佛对黑暗的恐惧反而让他们解锁了自身想象力。研究人员表示："我们推测，对于那些害怕黑暗的人来说，半明半暗可能会激活他们无法控制的潜意识。"用初级语言来表述，这句话的意思就是"对于害怕黑暗的人而言，黑暗能激发出疯狂且富有创造力的想象"。这么说想必大家就能理解了吧！

研究人员并不觉得这个结果让人意外。事实上，这一发现印证了早期的一项研究，即人们在明亮的光线下表现出更强的控制力和更理性的思维过程。或者，引用研究人员的话说，就是"明亮触发了更多受控和反思性的自我调节形式"。

所有这些都说明，黑暗里的警觉加上昏暗的光线会改变我们的思考方式和写作方式。我们思维中"自我调节"的成分会减少，因此更容易陷入幻想，一旦开始想象，就一发不可收拾。这样看来，达芙妮晚上创作的故事风格发生变化也就不足为奇了。用她的传记作者塔季雅娜·德·罗斯奈（Tatiana de Rosnay）的话来说，达芙妮的作品风格变得令人困惑，她一直在（探索）疯狂而无意识的思维，错综复杂，如梦如幻。

说到户外露宿，自称"夜行者"的苏格兰作家娜恩·谢泼德（Nan Shepherd）捕捉那种奇妙感的能力无人能及。对谢泼德而言，户外露宿是一种"自我发现"的方式，是充分了解自己的手段。不过，这也帮助她理解了她所热爱的风景。

她在那首献给苏格兰凯恩戈姆山脉（Scottish Cairngorms）的赞歌《活着的山》（*The Living Mountain*）中写道："没有在山上露营经历的人，不可能透彻地了解这座山。入睡前静静地感知周围是一天中最有意义的时刻。"不过，让谢泼德着迷的并不仅仅是进入深沉而宁静的睡眠的那一刻。在户外醒来的体验也让她十分放松。她以前很少会像这样"头脑空空"地醒来。她觉得，之所以醒来时是这样的状态，是因为星光下她能够幸福地沉沉睡去。谢泼德醒来时神清气爽，使她能够以全新的视角看待世界："有那么一瞬间，看着那个我再熟悉不过的地方，我惊讶地发现好像是第一次来这儿一样。"

谢泼德认为，在户外醒来是一门"艺术"。我们需要睁开眼睛，让大脑"完全清醒"，同时身体保持不动。还有些清晨，是"耳朵最先醒来"。不管怎样，身体都必须保持不动。谢泼德醒来时经常发现鸟儿在她腿上跳来跳去，猫头鹰落在帐篷支架上看着她，还有马鹿在她旁边吃草。

我喜欢谢泼德描述的"耳朵先于眼睛醒来"的说法。在月圆之夜，我会戴着眼罩睡觉。我注意到，当眼睛看不见的时候，耳朵显然是最先被唤醒的身体部位。与视觉反应相比，我们对声音的反应更灵敏，尤其是在黑暗中。夜晚，黑暗放大了我们的听觉。声波触及冰凉的地面发生折射之后，听觉又进一步被放大。因此，躺在屋顶的床垫上，我经常被风吹树叶的沙沙声、风拍打塑料薄膜的啪啪声、远处鹬鸟的鸣叫声或野兽威胁的嚎叫声吵醒。因为戴着眼罩，就不会因为光线晃着眼而惊醒，倒是会被奇奇怪怪的声音唤醒。

谢泼德和我以及所有喜欢在户外露宿的人一样，体会到在浩瀚星空下的睡眠状态与在房间里是不一样的。户外睡眠更脆弱、更不安稳。我认为这是一种浅睡，人会在有意识和无意识之间游移。时而身心放松；时而心烦意乱；时而舒畅愉悦；时而眼花缭乱；时而困惑不已；时而欣喜若狂。诗人玛丽·奥利弗（Mary Oliver）在她名为《在森林中沉睡》（*Sleeping in The Forest*）的诗中描述了这样的睡眠状态，她写道："我沉沉睡去……在我和闪烁的星星之间，空无一物。"只有她的思绪像飞蛾一样轻轻漂浮，她将这种体验比作"如同在水中"起起伏伏。

虽然按照现代睡眠专家的标准来看，这种睡眠状态根本不达标，却令人欣慰和满足。后来的几天里，我既不觉得疲倦，也不觉得烦躁。这段经历意外地滋养着我，仿佛喝了一杯能够恢复活力的维生素鸡尾酒一样。这段经历善意地提醒我们，需要根据自己的需求去寻找真正适合自己的睡眠方式，而不是盲目地遵循所谓的"标准"和"专家建议"。睡眠的方式其实有很多种。

在闪烁的星空下入睡真的能改变我们的行为或思维方式吗？很有可能。心理学家研究了建筑空间对人们生活的影响，发现居住的空间会影响人的感觉和想法，甚至与人们在道德方面的决策之间都存在着奇妙的联系。空间似乎具有微妙的转变作用。

最近的一项研究指出："环境的宽敞程度会影响人们的情绪……空间越宽敞，我们的情绪越正向。"而这反过来又微妙地改变了我们的思维方式。更有趣的是，这项研究还发现，宽敞的空间会使人们变得更宽容，不会做过多严厉的道德判断，而狭窄的空间则会造成相反的效果，让人感到孤立并对他人更加挑剔。既然身处宽敞的空间之中会让我们变得更慷慨、更善解人意、更富有同情心，那么还有什么能比银河系更加宽阔呢？

不仅如此，早在 2007 年，就曾有两位研究人员发表了一篇文章，探讨屋顶高度对人的思维方式有何影响。他们的研究表明，高屋顶利于抽象的思考和创意，低屋顶则利于具体的以细节为导向的思考。他们把这叫作"教堂效应"（Cathedral Effect）。实验还发现，人们抬头向上看会使思维变得更加松弛和自由，更富有"创造性"；而低头向下看则会促发更加细致的思考，同置身于低矮的屋顶之下的效果是一样的。

有趣的是，只有在我们留意到周围的空间时，才会出现"教堂效应"。在这项研究中，如果参与者没有注意到屋顶的高度，他们的思维模式就不会改变。总的来说，对空间的感知比空间本身更重要。

哲学家加斯顿·巴舍拉（Gaston Bachelard）推测，当人脱离了"日常感知"的空间限制时，会感受到新空间带来的挑战，或者说，在心理上迸发出创造力。人们感受到与无限辽阔的空间亲密无间，认识到无限辽阔的空间还能在内心感知。巴舍拉这里指的并非黑暗的空间，他指的仅仅是无限辽阔的空间，他称之为"朋友一样的存在"。而对我来说，没有什么地方比我卧室外面那片小小的屋顶更能赋予我"心理上的创造力"。在那里，我可以看到一颗颗小星星安稳地悬挂在无尽的黑暗宇宙中。

回到伦敦，我怅然若失，感觉卧室的天花板似乎比以前更低了。飞机的轰鸣声更加让人胆战心惊，救护车和警车的警笛声也比以前更刺耳，路灯的光比无数个满月发出的光都要亮。我想到了乔治娅·欧姬芙（Georgia O'Keeffe），她到纽约之后，就把房间里的床拖到了天窗下，这样她就可以躺在床上看星星了。而如今，伦敦的夜空早已看不到星星。所以，我干脆用巨大的硬纸板遮住窗户，这样就看不到对面养老院里昼夜长明的灯光了。

我在图书馆查了很长时间，终于找到了一篇关于在伦敦街头露宿的文章。不过，用"躺卧"这个词可能比"露宿"更准确。考古学家雅奎塔·霍克斯（Jacquetta Hawkes）在其回忆录《土地》（*A Land*）的开篇章节中，描述了她在伦敦北部一个花园里露宿的经历。她写道："每当我在夏日的夜晚工作到很晚时，就喜欢出去躺在后花园的那片草地上。我躺在这片草地上，目光掠过头顶树叶的优美剪影，看到了附近烟囱冒出浓浓的黑烟，越看越远。思绪漫游在星星之间……我目不转睛地仰望着那些闪烁的星球。"当我读到这些话的时候，禁不住五味杂陈。放到现在，霍克斯可能会觉得我所见到的伦敦夜空根本就不是她看到的伦敦夜空。一片存在了数千年的星空，居然在不到一个世纪的时间里就消失不见了。

然而，读了霍克斯对她每晚在草地上漫步的描述，我发现了一种我从未在我家小小屋顶上有过的感觉。我从没有像她那样感受到身体下面地球的脉动。我以前的体验都集中在天空或高处的物体，而从来没想过脚下的土地会带给我怎样的感受。作为一名考古学家，霍克斯向下探索，纵向移动，穿过坚硬的地面，悄无声息地越过表层土壤和伦敦的黏土层，触及地球内部的火焰与岩石。她的视线也在水平移动，不是朝向田野和树木，而是朝向城市的喧嚣，铁路、道路和运河……以及那些坐在灯火通明的车厢里的人们。刹那间，我在想其实我可以躺在伦敦家里的小花园里。不过，我的花园里没有草，只有石头。我的女儿刚才还看到一只像豚鼠那么大的老鼠漫不经心地从一边溜到另一边。我这才恍然大悟，霍克斯眼中的伦敦并不是我现在所见到的伦敦。但我也在想，睡在削薄的铁皮屋顶上确实可能少了一半的露营体验感——和大地接触的那一半。那一半体验和土地相关，是属于前辈们的体验。

读了这么多女性露宿探险的故事之后，我感觉自己在屋顶放张床垫的行为没那么离谱了。我承认，这行为根本算不上什么户外露宿。于是，有一天，我回到乡下，把毯子和睡袋铺在小屋旁田野边黑暗潮湿的草地上，打算在那儿睡一晚。我的儿子雨果自告奋勇和我一起。刚开始的半小时里，我们俩躺在那儿，拨拉着鸡脚草、四季青和绒毛草羽毛状的花絮。经过一个夏天，它们已经长得又高又蓬松了。

渐渐地，夜幕降临。草丛顶端的粉红色和金黄色慢慢褪去，树木和树篱上的绿色融进夜色之中。我们头顶天空的蓝色变成了靛灰色，云彩像几团烟雾一样。我们看不清彼此的脸部轮廓。躺在朦胧的夜色中，我们被不知什么形状和线条的东西包裹着。这时，飞蛾出现了，在我们头顶扑棱棱地飞。月亮在云里穿行，旋即消失在夜空中。一切都失去了颜色，突然间周围变得寂静无声，仿佛光把微风也带走了。

随后，我们看到一群獾向我们直冲而来，它们脸上的白色条纹在黑暗中闪烁。这几只动物好像察觉到了我们的存在，也许是闻到了空气中有人的气味，它们匆忙冲进树篱中。我们一动不动地躺着，不知道它们还会不会回来。随着夜幕降临，周围变得一片寂静，我们只能听到从灌木丛中传来沙沙的响声，像是獾发出的声音，它们好像在挖土或是抓痒。那几只獾离我们不过三英尺远，正疯狂地刨开紧实的土地。我们能看到树篱上方剧烈地晃动，树叶摩擦着沙沙作响。

雨果小声说："它们在挖蛞蝓。"

我们闭上眼睛，耳边充斥着这些奇特而无形的声音。当我们再次睁开眼睛，眼前又是一片寂静，獾们已经离开了。我们凝视着天空，无数繁星点缀其中，珍珠般的亮光提醒着我们，自己是多么渺小。

不过，还有个声音在告诉我，我们并没有夜空所暗示的那么微不足道。我们那么庞大，我们身上散发出的体味儿、香氛味儿、肥皂味儿、咖啡味儿和意大利肉酱面的味道足以吓跑那三只獾。我觉得自己像个冒失的闯入者，这片土地在白天是属于我们的，而夜幕降临后就不再属于我们了。我们放弃了夜晚的土地，或者说从夜晚的土地上解脱了出来。或许夜晚从来就不属于人类。

我明白了，户外露营并不是真正要睡着。当然，也有长时间睡着的时候。这种睡眠是奇妙而神秘的，完全不同于室内睡眠。但睡在外面时，我总是会醒着，把自己沉浸在夜晚的世界里，不想闭上眼睛。我想，这就是户外露营的奇妙之处：尽管醒着，仍能感觉到经历了深度睡眠之后才有的精神焕发。

这与雅奎塔·霍克斯躺在她那块草地上时的感受类似。她在《土地》一文中写道："在床上我可以睡着，但在这里我可以清醒地休息。"研究人员现在称这种清醒时的休息为"半睡半醒"。越来越多的证据表明，它几乎同深度睡眠一样有效。数十项研究结果表明，人们在获得新信息（例如有关空间路线、词汇、名字之类的信息）后立即进行短暂休息，记忆效果更佳。同龄人中，休息十分钟的人比不休息的人更容易记住他们最近学过的东西。那些清醒的休息者不仅在十分钟后能够更清晰、熟练地唤起相关记忆，而且在整整七天后还能以同样的清晰度和熟练度回忆起来。

其他研究则将清醒的休息与实际的睡眠进行了比较，发现两者在记忆巩固和回忆唤起方面没有区别。这些非凡的发现给失眠的人带来了希望。2021年的一项研究解释说："与睡眠相关的神经生物学研究可能并不必然能够帮助人们巩固记忆。"

我们只需要有规律地休息，最好是在黑暗里，最好是在夜空下。

转 变

> 我画画是因为夜晚难以入眠。
>
> 我厌倦了与无眠作斗争，转而尝试绘画。
>
> ——李·克拉斯纳于 1978 年接受采访时的发言

在伦敦巴比肯艺术中心的一次展览上，我第一次观赏到了画家李·克拉斯纳的《长夜之旅》（*Night Journeys*）系列作品。这次展览专设了一片区域展出她的作品。她的每一幅画都散发着神秘且迷人的气息。步入展区，就仿佛置身于阴郁的夏日，天空中布满暗黑的云团，使人生出不安、阴森和惊悚的感觉。我花了一个小时仔细观察那些用圆环和线条勾勒出的曲线、圈圈和棱角。从这些图形中我仿佛读出了她那夜不能寐的痛苦，体会到她在深夜的躁动与不安，仿佛动物蜕皮般痛苦与煎熬。所有这些感受都呈现在一幅幅巨大的没有什么颜色的图画中，既像是夜风，又像是能量在流动，或是深夜里思潮在涌动。这些画作的标题引起了我的兴趣——《夜巡》（*Night Watch*）、《出笼》（*Uncaged*）、《守夜》（*Vigil*）、《白色愤怒》（*White Rage*）、《月亮潮汐》（*Moontide*）、《太阳丛突袭》（*Assault on the Solar Plexus*）、《丰饶》（*Fecundity*）、《原始复兴》（*Primeval Resurgence*）。我的好奇心一下子就被勾了起来。

我上网搜索，发现这些作品都是在她丈夫杰克逊·波洛克去世后创作的。不过，我还是感到困惑。因为早在《长夜之旅》系列作品创作完成的几年前，波洛克就已经去世了。而且，克拉斯纳的《绿色大地》（*Earth Green*）系列同样创作于波洛克去世之后，只不过创作的时间点是在白天，风格竟完全不同。现在，借着深夜的烛光再看克拉斯纳的《长夜之旅》，我好像找到了另一个解释：这些画是克拉斯纳那个夜晚的我创作的。

众所周知，波洛克是醉酒后出车祸身亡的。1956 年夏天，他与一位年轻的画廊助理有了一段婚外情。他的妻子克拉斯纳要求他和情妇分手，但遭到了波洛克的拒绝。于是克拉斯纳独自前往欧洲度假。与此同时，波洛克继续着他的风流韵事，每天醉生梦死，事业也毫无进展。一天晚上，波洛克醉酒驾车送他的情人（和他情人的朋友）去看一场钢琴演奏会。那位朋友吓得想要跳车逃走，可是，波洛克却突然加速驶向了高速公路。随后，汽车撞到了人行道上的路墩，车身向右倾斜，冲过路肩，撞向一棵大树，直接翻了过去。事后，他的情人侥幸生还，但那位朋友却不幸丧生。至于波洛克，他被抛到了约十五米的高空中，头部撞击到了一棵树上，当场身亡。

克拉斯纳继承了波洛克设在库房里的工作室，接着在那儿绘画。可是，三年后，她患上了严重的失眠症。在这之前，她已经有两三年睡眠质量很差。不过，克拉斯纳是位现实且坚韧的女性。她决定，既然晚上睡不着，就干脆起来做点儿什么。起初，她尝试在晚上遛狗，指望着遛累了再回去睡，但效果甚微，于是她决定开始绘画。

与琼·米切尔刚好相反，午夜工作并不符合克拉斯纳的自然作息，她更喜欢白天画画。可是，她白天的大部分时间都得用来处理杰克逊·波洛克价值连城的遗产（在杰克逊·波洛克去世前的几年，《时代》杂志将其推崇为美国仍在世的最伟大的画家）。虽然这赞誉给克拉斯纳提供了一个平台，让她享有一定地位（和丰厚的物质回报），但这也使她在波洛克日益盛隆的名声下显得更加默默无闻，仿佛她只是他背后的妻子。

画廊老板们热衷于利用波洛克的声望来谋取利益，而那些追捧波洛克的评论家坚持认为克拉斯纳不过是不知不觉地受了她那个天才丈夫的影响而已。甚至在波洛克去世六年后，许多人仍然不愿把克拉斯纳看作是一个有自己独立风格的艺术家。这一点在她创作《长夜之旅》系列时表现得尤为明显。

当克拉斯纳向画廊老板展示她新完成的几幅画作时，画廊老板当即决定取消她即将举办的画展，因为他觉得这些色彩单调的巨幅作品根本卖不出去。然而，克拉斯纳并未因此而气馁，她坚持绘画，作品数量越来越多，尺寸也越来越大，画面上仅仅使用黄色和奶油色两个颜色来调和。就像夜晚使一切都没了颜色一样，克拉斯纳也放弃了她习惯使用的明亮色调，她觉得色彩需要在日光下才能保持其真实性。多年后，她回忆起自己坚持只用两种颜色的原因时说，这完全是一种叛逆的选择。当时其他人都在追求充满活力的"色域绘画"[①]，而克拉斯纳却"再一次逆流而上"。

克拉斯纳绘制的《长夜之旅》系列作品色彩单调，在当时看来有些不入流，让人觉得匪夷所思。评论家们纷纷指责这些作品"毫无章法"，看起来"黑乎乎的"，更有甚者评价说"像做噩梦一样"。然而，克拉斯纳却坚信，通过简化色调，她能够摆脱对色彩的过度依赖，从而更加专注于"将感觉、挣扎和探索放在首位"。她认为，在夜晚工

---

① 20 世纪 50 至 60 年代西方流行的绘画运动，采用大片可以令人沉思默想的色彩平面来表达最为深入的原始品性。——译者注

作时少用颜色有助于她"延展外部界限"。她补充说,其他画家只是"平铺直叙",而她则是在"立体地呈现",进行一场全方位的长夜之旅。

与此同时,评论家们认为波洛克对克拉斯纳的影响即使在他去世后也依然存在。他们认为克拉斯纳的《长夜之旅》系列在很大程度上受到了波洛克晚期作品精神的启发。他们指出,克拉斯纳的失眠症是由波洛克去世带来的反复心理创伤引发的。从她的作品中可以看出,她一直在与波洛克"角力"。评论家大卫·安法姆(David Anfam)认为波洛克风格的浮现是隐含在《长夜之旅》系列作品里的结构性缺憾,这一说法得到了许多人的赞同。

许多人将这些画视为"哀悼画"。他们认为这是可怜的克拉斯纳心神不宁、悲痛欲绝的表现,克拉斯纳根本没法让自己从波洛克的艺术影响中走出来。此外,还有人认为她的作品流露出了"难以匹敌的暴力倾向"。他们询问,这是否代表了她对亡夫的愤怒,抑或是对他出轨之事的宣泄。

然而,克拉斯纳的解释很简单,她回答说:"我画画是因为夜晚难以入眠。我厌倦了与无眠作斗争,转而尝试绘画。"

在一次采访中,当被问及她画的那些"哀悼画"时,克拉斯纳愤怒地反驳:"除了悼念波洛克,我还经历了很多……"没有人关心她母亲最近去世的事,也没有人关心她为管理波洛克的遗产徒增的那些烦恼,更没有人关心她原定举行的画展被取消给她带来的愤怒和羞辱。直到 1978 年,提起《长夜之旅》之前的作品《门》(The Gate)时,克拉斯纳才说那是"一场斗争",她坦言这幅画"与我母亲的逝世有关"。而这幅画是克拉斯纳原本不准备解释的。

然而,尽管在创作《长夜之旅》期间,克拉斯纳正在经历丧母之痛,但有没有可能是其他因素促使她创作了《长夜之旅》呢?

克拉斯纳的《长夜之旅》系列作品尺幅巨大。考虑到她只有 1 米 6 出头的身高，一张画布往往能占据画廊的一整面墙，这无疑需要相当强健的身体素质——攀爬、伸展、扭动、弯曲。这些充盈着情感的沉重作品不是在疲沓的失眠状态下创作的。克拉斯纳的大脑十分清醒，她眼神坚定，手臂有力地倾斜、转动，双腿支撑着整个身体。她的笔触更是前所未有的刚劲有力（后来的作品里也看不到这股力量）。克拉斯纳谈起《长夜之旅》时坦承："我那时候总是用画笔戳着画，但现在已经不那么做了，或者说不像画这些画儿的时候那么做了。这些画都是我结结实实地画出来的，就像这样一笔一笔戳出去。"在后来的一次采访中，克拉斯纳还说过："我不用梯子，因为我更喜欢'用我的身体'画画，比如跳起来够着画布的顶端，我希望自己的身体能接触到作品。"

你能想象出她的样子吗？她的工作室窗外一片漆黑。油漆溅落和刷子在画布上拂过的声音打破了夜晚的寂静。她光着脚，身穿一件丝绸材质的睡袍，腰带松垮地系在腰间。画布斜挂在她头顶，环绕着她，她将画笔深深地戳进画布的纹理中。她变化着各种姿势画，或蹲下、或伸展、或弯腰。一会儿，她又跳起来，将手中的颜料喷洒在画布的最上边，弄得画布晃来晃去。

难怪这些画被认为"充满活力，具有非凡的能量"。后来，当我凝视画面中呈现的愤怒时，突然想起夏洛特·勃朗特（Charlotte Brontë）在她妹妹艾米丽（Emily）去世后整夜绕着餐桌走来走去的举动。她以前睡不着的时候，就会和妹妹一起绕着餐桌走来走去，指望走累了就能睡着。现在，艾米丽去世了，难过的夏洛特还是这样，却越走越睡不着。

失眠的人总想强迫自己运动，觉得累了就能睡着了。但是，我们也会因为必须得继续向前走才动起来。克拉斯纳又蹦又跳、奋力绘画是为了继续走下去。丈夫没了，母亲也走了，她摆脱不掉波洛克的阴影，需要在心理上重新给自己定位。克拉斯纳挪了个地方创作（《长夜之旅》系列的所有作品，除了其中一幅之外，都是在纽约市区绘制的，而不是在她和波洛克长岛的家中创作的），不过，我怀疑她狂热的活力亦是在夜晚重塑自我的表现。

还有一点总是被忽视，从未被提及，却平凡至极。我猜想这一点才是克拉斯纳创作单一色调的《长夜之旅》系列的核心所在。

我们都知道，女性激素（雌激素和孕激素）会影响女人的睡眠。在激素变化时期（青春期、怀孕期、更年期），女性很有可能睡眠质量不佳，甚至失眠。在这几个时期，女人体内的某些激素会激增或减少，这不仅会对生理机能造成一定程度的破坏，还会影响人的心情、精力、情绪，还有睡眠。

在更年期期间，女性的生殖激素会逐渐减退，雌二醇、睾酮和黄体酮急剧下降，导致女性身体陷入激素混乱状态。在这段时期，女性的睡眠质量会下降。据报道，女性绝经后存在睡眠问题的比例已从大约35%上升至61%。在美国，全国失眠人口指数最高的是绝经后的女性。她们经常难以入睡，并且会在半夜醒来。虽然目前尚不清楚为何女性在绝经后会在睡眠方面面临如此大的困扰，但曾有一位研究人员指出："激素水平对睡眠有明显的影响，特别是卵巢激素对女性的睡眠具有调节作用，这可能是造成睡眠性别差异的原因之一。"

女性更年期的平均年龄是五十一岁。当克拉斯纳开始在晚上画画时，她刚好五十一岁。有没有可能克拉斯纳的《长夜之旅》是她夜间新变化的自我表达？或许，我们是否可以将这些画视为克拉斯纳在激素波动与失眠困扰下情感变化的艺术再现？这些作品完全可以看作是另一种形式的"创造性收益"。

克拉斯纳曾说过："我觉得，如果有人能不怕麻烦解读我的画，会发现这些画就是我的自传。"但是，当人人都在说克拉斯纳是在与阴魂不散的波洛克角力时，干什么还要费那个劲呢？

三年后，克拉斯纳终于摆脱了失眠的困扰。她再也没有创作过色彩如此单调的画，也不再在巨大的画布上挥洒笔墨，更没有继续在晚上画画。她生命的这一章节已悄然结束，被小心翼翼地封存起来，她已准备好开启新的一页。然而，从她的《长夜之旅》中，我受益匪浅：不管有什么情绪——悲伤、震惊、痛失亲人或者激素失调，我们都可以自我化解。即便生活中只呈现三种最淡的色彩，也仍然充满着希望和可能。

克拉斯纳曾经说过："我相信所有的事情都相互关联，过去是现在的一部分，现在又会成为未来的一部分。"我想起了我的父亲，他已不在人世，却与我的过去融为一体。我知道，我们还将一起迈向琐碎而美好的未来。

我喜欢想象，在深夜已然入睡的纽约，克拉斯纳那个夜晚的我在一片深褐色中跳跃、涂抹、戳戳画画。当世界沉睡时，就会为那些需要的人敞开空间。克拉斯纳利用这个空间，创作出了充满活力和勇气的作品。然而，正是她灵动的跳跃和涂抹，让我也蠢蠢欲动。看来我那个夜晚的我也已经厌倦了躺着、坐着、垂头丧气、弯腰驼背地蜷缩在那儿，也想动起来了。

一天晚上，我想要动起来的冲动变得如此强烈。于是，我就效仿勃朗特，在房间里踱步，直到凌晨五点。天空仍是一片漆黑，仿佛蝙蝠洞，但空气却是新鲜且清冽的。我决定开车出门逛逛，直到天边露出曙光，我才停下车，往山上走，耳边传来野鸡扑棱扑棱地拍打着翅膀的声音。我翻过一道矮墙，惊讶地发现自己误打误撞碰到了李·克拉斯纳在《长夜之旅》里描绘的景色。前方的田野辽阔，连绵起伏。泥土是棕色的，像黑巧克力，带着一丝迷人的气息。土地已经被犁过，地上散落着乳白色和浅黄色的石块，有的扭曲嶙峋，有的像鸡蛋一样光滑椭圆。我曾经读过一篇描写克拉斯纳《长夜之旅》的文章，其中有写到，这些作品反映了"女人用化妆品、染发剂、漂白剂和连裤袜来掩盖自己自然状态下呈棕色或浅黄色的皮肤"。回想这句话，我觉得这个说法一点儿也不对。因为在这片光秃秃、破碎的田野里，我看到地上散落着石块和一团团褐色的土块，就仿佛看到了克拉斯纳单色画中的景象，甚至笔触的痕迹都显而易见。

这片休耕的田地，呈暗哑的褐色，就像是一个预兆。正如黑暗预示着新的一天就要来了，休耕的田野也预示着很快会长出禾苗。不过，在出苗之前，人们必须要让土地将息。隔壁家里种地的伯伯就跟我说过，休耕一年是好事。他说："从经济上看，虽然休耕意味着没有收益，但有时我还是会让我家的田地休耕两年，甚至三年。"

悲伤也是一段休耕的时间，而黑暗恰是陪伴左右的侍女。无眠的那些晚上，在夜晚的我的怂恿下，我一直在整理思绪，积聚力量，收拾因为亲人离世而散落一地的心情。我一边找，一边整理，一边重新安放自己。悲伤之下，难道我们不都在努力让这些破碎的情感能够回归原位吗？

克拉斯纳的《长夜之旅》向我展示了怎样在黑夜中保持冷静和耐心。她无眠的故事给了我希望，或许我也能再次入睡。然而，从克拉斯纳身上，我更深切地领悟到，是时候以更加有活力、不那么理智的方式度过无眠的夜晚了，是时候该动起来了！

勇　气

在黑暗中，人们可以感受到来自地球深处的火焰。

——娜恩·谢泼德，《活山》

夜晚的我时不时地在我不注意的时候陷入悔根和沉思的状态。我已经学会了扯下她的眼罩，让她悬崖勒马，调转方向，不要一路狂奔。但了解了克拉斯纳的经历之后，我不禁思忖，除了体内激素水平的变化会让人失眠之外，是否静止不动也是让我们失眠多思的原因之一。我们的身体和大脑在仰卧时的状态与直立或运动时完全不同，仅仅是站着就会促使我们的身体产生去甲肾上腺素（这种物质能让我们更加警觉，精力更加充沛）。而当我们站立和移动时，体内的数百种化学物质会发生变化，对包括体温和情绪在内的一切产生影响。例如，众所周知，快走 12 分钟会改变人体血液中的 502 种代谢物质。简而言之，我们的生理状态会在身体移动时发生变化。

科普作家卡罗琳·威廉姆斯（Caroline Williams）曾写道："大脑、身体和思想同属一个精妙的系统，这个系统在身体动起来的时候会更好地发挥作用。"威廉姆斯曾研究过运动对情绪和思想的影响。她告诉我，当我们精神上"陷入困境"，无法入睡或陷入无休止的忧郁时，运动可以打破僵局。她解释说："心理学研究表明，这可能是由于运动让我们感知到了时间。"

大多数人认为过去的事终会过去，字面意思就是"跑到我们身后去"。而我们看到的未来却在前方，也就是我们的面前。所以当身体向前迈进时，心理上也会产生一种前进感。这就解释了为什么散步，甚至踱步，都能让我们感觉自己在前进。

我和夜晚的我相处了相当长的时间，知道"她"对大汗淋漓的运动毫无兴趣，所以当威廉姆斯告诉我晚上更适合漫步而不是快走时，我颇以为然。她说："平缓的步伐会让我们的思绪漫无目的地游走，暂时减缓前额皮质的活动，而前额皮质是让人保持思路清晰、逻辑缜密和理性分析的大脑部分。"威廉姆斯还说，当我们漫步时，思绪开始散开、游荡，让我们有一种"存在"感，而不再思考，因此更容易入睡。

晚上散步不仅仅是解决失眠的方法，它还是一种与黑暗重新建立联系的方式。大多数人即使晚上出门也不会经历没有一丝光亮的黑暗。置身于一片漆黑之中，人会变得混沌，失去了棱角，体会不到边界。我们的轮廓变得模糊，仿佛融入了周围的空间之中，没有隔阂，也不再疏离。

在户外的黑暗之中，我们会重新邂逅那个夜晚的我。

乔治娅·欧姬芙是一位狂热的夜行者。五年前，我追随她的足迹，漫步在得克萨斯高原上。欧姬芙在给她当时的情人阿尔弗雷德·斯蒂格里茨的信中不吝对漫步的溢美之词。她写道："我喜欢星光、黑暗和风。"她对她的朋友保罗·斯特兰德（Paul Strand）说："我想到外面去，去星空下，因为那里有广阔的空间。"她不厌其烦地描述那"静谧的月光"与"美丽的星光"，以及拂过她脸庞和头发的夜风。后来，在新墨西哥州，她描述这种感觉像是"星星在夜晚的山丘上触摸着我"。黑暗让欧姬芙着迷，也让她害怕。有时她觉得黑暗在追赶她，那是一个巨大的、无形的、可怕的东西。一天晚上，和姐姐散步归来，她写信给斯蒂格里茨说："我很害怕，只是没有说出来，但我真的很害怕，非常害怕，不过就是害怕也值得。"

斗转星移，我也踏上了这同一片高原，耳边充斥着野狼的嚎叫声。时值一月，冰天雪地，天空中繁星点点。我觉得兴奋，并不害怕。不过，高原就有这样的特点——即使在黑暗中，你也能看到数英里之外有什么。欧姬芙曾回怼批评她的人："没有什么好害怕的，因为外面什么都没有。"事实也确是如此。

欧姬芙在天鹅绒般漆黑的夜色中找到了灵感，创作了好多幅关于夜色的图画。我每一次想到午夜在得克萨斯高原上漫步的欧姬芙，就会多一分好奇：假如女性曾经在夜行时并没有像我们现在这样感到不安，又如何？假如我们的恐惧完全是一种现如今才有的现象，又如何？

南唐斯丘陵是一座位于英国的连绵起伏的山脊，沿着海岸从伊斯特本一直延伸至温彻斯特。2016 年，这里被划作黑暗天空保护区——一个人工照明受到严格监管并且在很大程度上被禁止的地区。我很想到这里夜间徒步。可是，我没有勇气独自做这件事。

有一次，我偶然在 BBC 新闻的结尾处看到了夜间徒步导游卡罗琳·怀特曼（Caroline Whiteman）在南唐斯丘陵接受采访。两周后，我便在一座海边堡垒里加入了卡罗琳和她的夜行者队伍。按照要求，我们穿的衣服不能在走动时发出噪声。而且，还不能使用手电筒、头灯或电话，也不能交谈。如果需要交流，就必须像狼一样嚎叫，除此之外不能发出任何声音。卡罗琳要求我们排成一列走，紧随她的脚步，而她走得非常缓慢。她在活动中表现得很权威，而且说话从不拖泥带水，这令我很钦佩。在无边无际的黑夜里，我完全能接受这样专制的领导，而在白天这种方式会让我反感。

"这么做是为了安全起见。"她说道，她好像看出了我在想什么。

我同意这个说法。可当时，我们都不以为然。更糟糕的是，当地举办年度焰火晚会的地点在我们的必经之路上，警察封了路，过不去了。卡罗琳只好带着我们走一条她以前从未走过的路线，路边的斜坡下就是通向大海的悬崖峭壁，时不时地还有海风吹来，拉扯着我们的头发、衣服和四肢。我们互不相识，也不熟悉地形，而且什么也看不到，只好任凭大自然摆布。我第一次有了点儿找罪受的感觉。

我们快速地整理好队形，小心地看着脚下的路。卡罗琳鼓励我们相信自己。等到我对脚下的路越来越熟悉时，才敢抬起头，环顾四周。月亮冉冉升起，如同一颗笼罩在漆黑薄雾里的黄色珍珠，忽隐忽现，一会儿消失在山丘和云层后面，一会儿又冒了出来，轮廓清晰，明亮耀眼。月亮的形状和位置一直在变，当我们绕过悬崖时，月亮已经挪了个地方。一会儿它又被云雾笼罩，透射出一缕缕金色光芒，让我误以为是一束远光射了过来，或是一颗不安分的星星在跳动。

我们继续在一片寂静中前行，只听到大海在汹涌咆哮，风掠过我们的头发和头巾，二十八只脚蹬着靴子，发出轻微的脚步声。我能看到海边泛着淡淡的泡沫，旁边是尖刺的树篱和灌木丛，还有前方山丘的轮廓。云朵时不时地飘散开来，我看到金星和木星宁静地闪烁着光芒。有一两次我还听到了鸟儿惊恐的叫声，不时能瞥见远处有一对车灯在黑暗中蜿蜒前行。

在漆黑的海面上，风力涡轮机发出的红光诡异地闪烁着。我们离出发的那个小镇越来越远。突然间，我们发现自己已经爬到了南唐斯丘陵的顶上。眼前一片空旷，伸手不见五指，狂风乱作。白天，这里绿树成荫，熙熙攘攘，到处都是在遛狗的人，可到了晚上，就截然不同了。

我的感觉有些错乱，在什么都看不见的情况下，听觉和嗅觉被放大了。我能闻到带着咸味的海风，靴子上沾的泥土味道，还有淡淡的烟味。声音和气味随风而至，又随风而去，月光也忽隐忽现。我突然意识到，风在白天不招人待见，到了晚上却成了主角，一边推着我们往前走，一边又拉着我们不让走。

我们继续向前走着。不知走了多久，卡罗琳停了下来，点燃了一支蜡烛，这是让我们停止的信号，于是我们静静地坐在一处避风的洼地里。风停了，但我耳边仍是汹涌的海浪声。我躺下来，蓦然觉得这里竟如此荒凉。因为有其他人在旁边，我并不感到害怕，反倒觉得自己更加敏锐。没有了恐惧，我们就能尽情敞开胸怀，感受此处风景的美妙，以及表面焦虑下隐隐的平静感。

我想弄清楚为什么待在这里会感觉荒凉。这里的夜色让人觉得简单而淳朴，一点不像待在卧室里那么朦胧，也不像躺在屋顶上那般敞亮，更没有在花园里看到的那样氤氲。在这儿，夜色是灵动的，仿佛精灵在一片虚无中横冲直撞。我感到好像有什么东西正在瓦解，但是又说不上来是什么。我感到有点儿飘忽，有点儿犹疑，还有点儿脆弱，仿佛灵魂出窍了。

我把手插进口袋，摸了摸眼镜盒、关了机的手机和钥匙串，我还从来没觉得这些简单的东西能让我如此安心和喜悦。戴上眼镜我就能看清周围；有了钥匙，我就可以逃离这个荒凉的山顶，回到温暖的家；打开手机我就可以联络到朋友和家人。口袋里的每件物品都是通往亲人、爱和家的入口，能让人远离荒凉之地，回归熟悉的状态。

最重要的是，这些物品提醒着我不忘自己是谁和自己是什么样的。在这片荒凉的、被风吹平的土地上，我正在一点点忘记自己，这是我根本没想到的。

三个小时后，我们登上了黑黢黢风化形成的山丘上，天空突然爆发出一片光芒，好像彩色的冰雹落下——粉色、黄色、蓝色、紫色。前方的海滩上燃起了篝火，烟花绽放，还有人挥舞着荧光棒。我们一下子从黑暗中跌入到闪烁、跳动的城市光影中。

然而我却感受到了意外的喜悦。人、噪声、光亮……突然间，我渴望人性涌动的光辉，渴望温暖和陪伴，渴望无尽的好奇心和创造力，正因为有了这些才有了烟花、仙女棒和霓虹灯。人类学家理查德·兰厄姆（Richard Wrangham）认为，人只有在学会了围坐在火堆前时，才真正成为人类。我突然理解了，为什么有人明明可以置身于活力四射的人堆儿中，却非要选择待在野外骇人的夜色里？

我感到一种无法压抑的冲动，想跑下山去，让自己迷失在这火焰、光亮和人群中。但我的脚下一片漆黑，坑坑洼洼。卡罗琳用手比画了一下，示意我们跟着她，慢慢地走，不要讲话。

我不是第一个有这样感悟的女人。在我之前，早就出现过一位勇敢大胆、酷爱男装的女士，她叫奥罗尔·杜邦（Aurore Dupin），也就是人们熟知的乔治·桑。桑坚持夜间写作，甫一开始，便一发不可收拾，一直写了四十年。她因为喜欢穿着男装而爱上了晚上。年轻时，她发现女扮男装意味着她可以在天黑后出门，不必担心被搭讪或惹来闲言碎语。"我穿着粗布做的灰色裤子和背心，戴着一顶灰色帽子，系着厚重的羊毛领带，从巴黎的这头跑到那头。"19世纪欧洲的时尚装扮非常不利于女人们出门逛，因为精致的鞋子走不了两步就得裂开，漂亮的天鹅绒帽子一场雨后就会变成"破烂儿"，裙摆也会拖在地上弄得破烂不堪。白天尚且不方便出门，晚上就更没法儿往外跑了。女人们没法像男人们那样卷起裤腿儿，或者随便地抹掉靴子上污物，眼不见为净。女人们总是得衣着光鲜，小心翼翼：衣服不能脏，名誉不能损，安全不能忘。桑发现，换了衣服，借着夜色，她就可以自由自在，不受社会期待的约束，这让她看到了生活中还有这么多可能。

十五岁的桑在那段时间晚上老是不睡觉，也是因为有了这一段"狂热的密契主义"时期，她养成了晚上不睡的习惯。因此，几年后，当她决定自学时，她选择了晚上十点到凌晨两三点的时间来"博览群书"，从小说和诗歌到所有哲学家、所有非信徒、所有异端邪说的作品。到了晚上，年轻的她敞开心扉，接受宗教、信仰和哲学的洗礼。

不过，她也会骑着她那匹叫作科莱特的马儿出去探险，在乡间四处游荡。桑穿着男装，在黑暗的掩护下，体验到了像男人那样在夜间自由驰骋的感觉。她酷爱这种感觉。

当然，桑是衣着整齐骑着马的。要找一个现代版的桑，那必定是艾米·利普特罗特（Amy Liptrot）。这位女士在她写的康复回忆录中描述了她在夜里勘测长脚秧鸡的情景："在那些无眠之夜，我在迷雾中标注好参考点，按图索骥，这些夜晚是专属于我的。"某天晚上，利普特罗特做了一件她白天绝对不会做的事情："我在布罗德加巨石阵那儿停下来，然后脱掉所有衣服，绕着这片新石器时期的巨石阵跑了一圈。"

所以，这才是黑暗赋予我们的自由，一旦摆脱了恐惧的束缚，这可能是最自由的一种体验。

第一次夜行后不久，我受桑和她的夜行经历启发，在马略卡岛待了两个星期。桑的回忆录《马略卡岛的冬天》（*A Winter in Mallorca*）描述了另一种户外夜行模式，这种模式能让夜晚变得生机勃勃。在马略卡岛，桑与作曲家弗里德里克·肖邦（Frédéric Chopin）（她患有肺结核的情人）以及她与前夫生的两个孩子住一起，她被迫承担了照护者的角色。那时候，她想得最多的问题是如何让肖邦活下来？事实上，马略卡岛之行是桑一时兴起做的决定，她深信岛上的温暖天气与平静气氛能让肖邦好好地休息和创作。但事与愿违，岛上的气候与他们预想的不一样，肖邦的身体越来越虚弱。他们住在瓦尔德莫萨修道院里两间阴暗潮湿的北向房间里（顺便一提，今天作为旅游景点向游客展示的并不是这两间吸引大家纷至沓来的房间）。在这里，他们没有朋友，当地人对他们避而远之，害怕感染"白色瘟疫"，也因为这对未婚夫妇不参加弥撒而感到惊恐。

桑经常在露台上一待就待到凌晨五点，欣赏着月光和花香照耀下的景色，从中找到了慰藉。"我不是像诗人一样在那里寻找灵感，而是像一个闲人一样观察和倾听。"她被"夜晚的声音"迷住了，她发现自己居住过的所有地方在晚上都有独特的音效：老鼠在黏糊糊的石板上互相追逐的叫声，大海单调的噪声，以及巴塞罗那守夜人的呼喊声。在黑暗中，她想起马焦雷湖的声音与日内瓦湖的声音不同，瑞士森林中杉果不断发出的噼啪声与冰川上听到的噼啪声也完全不同。

夜晚放大了她的听觉，同时也唤醒了她对过去的记忆。她写道："马略卡岛比其他地方都要更寂静一些。"驴子和骡子摇着铃铛，声音划破黑夜……在最荒凉的地方，在最黑暗的夜晚，西班牙歌曲的声音响彻云霄。她还能听到大海的声音，但那声音是如此遥远和微弱，

"让我想起伊斯兰神灵诗歌，奇异梦幻，惊心动魄"。黑暗中还夹杂着其他的声音：小孩在啼哭，母亲唱歌哄他入睡，还有猪叫……农夫喃喃地赶着猪群回猪圈睡觉。

桑和她的孩子们白天不敢出门，因为总有人朝他们扔石头。晚上天黑后，他们才能到山里走走。这时候，没了满怀敌意的村民们挑剔的目光，他们才能偷摸地自在几刻钟。直到有一天，这片刻的安宁也被剥夺了。晚上，常有一个醉汉也在山里游荡。有一天晚上，他发现了桑和孩子们，一路尾随他们回家。从此之后，他就经常不请自来，在门口大喊大叫、捧捧打打好几个小时。桑跟孩子们说，不能再在晚上出门散步了，他们要么待在修道院里，要么就得冒着会被人扔石头的风险出门。这个野蛮的醉汉让桑和她的孩子们再次与世隔绝，而这对他们来说倒也一点儿不陌生。

为了安全起见，桑只好继续在修道院回廊里散步。暮色沉沉的回廊让她觉得既焦虑又快乐。不过，即使是大胆的桑换上男装后也难免会在夜晚闪过一丝恐惧，尤其是在大雨倾盆、狂风大作的时候。在一个风雨交加的午夜，她和儿子从帕尔马回来。马车在暴雨中无法前行，于是桑决定步行回家。"雨水倾盆而下，乌云层积，看起来比墨汁还稠，月亮被遮得严严实实，像被天空中的怪物吞噬了一样，消失得无影无踪，只留我们陷在漆黑的迷雾之中。我们好像云一样漂浮着，因为根本看不到可以立足的地方。"他们花了三个小时走过瀑布流淌的山丘，越过连根拔起的树木。回到家时，他们的鞋子早就湿透了，从脚上脱下来的时候都是软耷耷的。

在狂野放纵的黑夜里，桑如醍醐灌顶。在接下来的回忆录里，她写道：人类不是为了与狂野的大自然共处而生的，而是为了与人类、与自己的同伴共处而生。然后，她又写道："独处无法为我们提供庇护,只有与自己的同伴和平共处才能获得庇护。我们的心里充满爱意,不能漠然地对待彼此;我们能做的只有互相支持。"

我觉得,桑应该是在她经历了一个睡不着又黑漆漆没有一点光亮的晚上之后顿悟的。她的经历并不唯一,我曾无数次地读到过关于在漫长的黑夜里迸发灵感,大彻大悟的记载。我自己也有过类似经历。但如果我们的生活里永远充满光明,没有黑暗,又该怎样像桑一样大彻大悟呢?当然也有其他方法能达到这个效果,但夜晚的经历是最容易让人顿悟的。

有一次,在西班牙法德摩萨(Valldemossa),我晚上走出来,站在住所的阳台上。桑对马略卡岛上黑暗环境的描述给我留下了深刻的印象,我想看看自己是否也能听到晚上这个岛上发出独特的声音。当我从阳台向外望时,不由得皱起了眉头。一望无际的平原最终与大海融为一体,眼前是一片霓虹灯光,像是散发着橙色光芒的巨大水坑。这些灯光从何而来?体育场?还是高速公路?

第二天早上,我推开阳台的门。远处的景色映入眼帘,平坦壮阔,呈绿棕色。看不到有灯,也看不到路。难道我昨晚看到的霓虹灯是一场梦吗?后来我向当地人打听,是不是那片空地是一片足球场,晚上会亮灯。当地人跟我说:"不,不是足球场的灯光,那是帕尔马机场的灯光,每晚七点准时亮起,早上八点才关闭,不管从山上哪个角度都能看到。"

桑眼中漆黑的马略卡之夜已经不复存在了。

当我和马修在法德摩萨的山丘上漫步时,齐声惊叹我俩在黑暗中还能健步如飞。和卡罗琳夜行时,我就发现,尽管那时候已经走了数英里的丘陵,爬了草皮覆盖的陡坡,穿过了山上蜿蜒的小路,蹚过了泥浆和碎石堆,但是一直都没有人摔倒过。我们的身体逐渐习惯了黑暗，感知能力进行了自我调整。一开始小心翼翼，谨慎前行，而后就可以满怀信心地大胆迈开自己的脚步了。

夜行的次数越多，我就越能意识到自己感官上发生的微妙变化，即我们的身体在空间中移动凭的是第六感。不仅我的夜视能力开始增强，嗅觉和听觉也变得更加敏锐，我的身体开始以与往常不同的方式感受着周遭的风景。这些变化常在细微之处得以体现：腹部肌肉为了让人保持稳定而微微收缩；双臂为了使人保持平衡而放松垂下。这时候，我呼吸着空气，开始感觉自己不再像是个人，而更像某种哺乳动物。

所以我开始认为夜行就是谦卑地放下身段。在黑暗中前行，眼睛看不清楚，就得依赖白天很少用到的感官。人类的祖先曾经猎杀的那些动物是夜晚的主人。虽然我们看不到它们的样子、闻不到它们的味道，也听不到它们的声音，但它们却能看到、闻到和听到我们。我觉得没有比"卑微"更合适的词来形容这种感受了。

有一天晚上，我和马修沿着马略卡岛海岸走到了索列尔镇。午夜时分，空气稀薄而凝滞，黑暗如水。镇上所有的门窗紧闭，没有亮一盏灯。寂静、封闭的街道被若隐若现的群山半包围着，隐约给人一种世界末日般的感觉。在这种危险气氛中，闲聊显得那么不合时宜。

我们对这里的地形和路线都不熟悉，所以两人的神经都开始变得敏锐，眼睛警惕地看着周围。我们的外围视觉[①]开始努力工作，大脑区域（包括杏仁核）的反应速度比正常情况下快了一倍。在黑暗中，我们还没看到周围出现了什么，就大致有了判断，对潜在危险的感知能力变得很强。

---

① 外围视觉通常指的是人眼周围的视觉范围，即我们可以看到但不需要专注的区域。——译者注

在这个空洞的时刻，在这个未知的地方，我们格外警惕，无从躲藏，互相依靠。在明显的脆弱感中，隐含着亲密的感觉。我们手拉着手，默默前行，突如其来的脆弱感让我们彼此依赖。在这不熟悉的黑暗中，我们对彼此的依赖看起来更加坦诚且重要，而在光明的情境下我们常常会忘掉这一点。我想把这个想法告诉马修，却又不想打破此刻的极度沉默，所以我把他的手握得更紧了一些，他也紧紧地握着我的手，作为对我的回应。

我的夜行经历告诉我，虽然想到凌晨两点从床上跳起来，独自大步走进黑夜里，让我觉得欢喜，但实际上，我更喜欢和人待在一起。很奇怪，黑暗中最让我感动的是有人和我在一起。

我感到很惭愧，也很失望，因为户外的那个夜晚的我尚未摆脱无法控制的恐惧。同样，我也意识到，在孤独、未知的地方与其他人待在一起时，我能看到繁星点点的美丽天空，享受耳畔呼啸的风声和汹涌的海浪声。因为如果没有其他人陪伴，我只能听到自己的心跳声和内心无尽的恐惧和尖叫，其余什么也听不到。

也就是说，我们会自我发现，但有时我们发现的却不是我们期望的。

卡罗琳·怀特曼小时候非常怕黑。她觉得自己有充分的理由怕黑。每天晚上，她都裹在羽绒被里，双眼紧闭，想象着怪物从她的衣柜里翻滚出来，幻影从她的抽屉里溜出来，还有可怕的幽灵从她的床底下爬出来。

最终，卡罗琳克服了恐惧，意识到卧室里的怪物只是她的幻想。但有天晚上，卡罗琳在回家的路上被人跟踪。她听到身后有人，感觉到尾随者沉重的脚步声越来越快。她再次感受到了童年时的那种惶恐——脆弱、孤独、极度害怕。她对夜晚的恐惧卷土重来，但这一次的恐惧可不是来自她生动的想象力。

有一次，我和卡罗琳在一家人来人往、灯火通明的咖啡馆里吃早餐。她给我讲了那次的经历："在黑暗中被跟踪，意识到自己成了猎物。这更让我觉得黑夜是极其危险的，黑夜是不属于我的。当我第一次有意在荒野中夜行时，我感到特别震惊。我完全忘记了自己是人，我所有的焦虑都消失了。我喜欢在黑暗中的感觉，觉得自己终于重新找回了夜晚的时光。"

她停顿了一下，然后开始描述夜晚的隐匿性（即异质性）是如何以另一种也许更深刻的方式对她产生影响的。"夜晚不会对我评头论足，也不让其他人这么做。作为女性，我们非常在意自己的形象，但到了晚上，一切有形的东西都会消失。人总会感觉自己和别人有点不一样，夜晚让我们的异质性有处安放。"

卡罗琳的夜行经历对她产生了巨大的影响。于是，她决定创建并组织一系列由向导带领的徒步活动。她成了英国第一位夜间徒步旅行的女性领队。"我想分享我感受到的力量。"她补充道："我已经带队夜行六年了，在数百名女性身上看到了同样的反应。发现恐惧之源可以变成力量和快乐的源泉，真是让人畅快淋漓。"

有时，卡罗琳会走上一整夜，大约十五英里，伴随着黎明的颂歌结束旅程。有时候她还会赤脚行走，她解释说："我喜欢像动物一样的感觉，喜欢外围视觉慢慢显现，接着是其他的感觉逐渐出现。有些时候，我的大脑会宕机，不过双脚会引导我，就好像我的大脑又重新定位到了我的脚上一样。这感觉听起来很奇怪，好像自己回到了古代一样，却还是那个熟悉的自己。"

有几次在卡罗琳迷路的时候，她会感到突然灵光一闪，想到了一条路线。"只有在我思绪平静、目光柔和时，这种情况才会发生……它就像一个内部导航系统，或是一种第六感，使我能够重新选择一条我根本没想过要走的路。"她还学会了用脚探路。"根据脚下的感觉来判断自己是走在潮湿的地上、坚硬的地上,还是沙地上,抑或是走在吱吱作响的蕨类或树枝上……我们的脚可以读懂地形,但我们忘记了如何倾听。我们对脚下的地貌知之甚少,不像我们的祖先,对大地了如指掌。"

我问卡罗琳,在她的夜行经历中,有哪些最能引起人们共鸣的点?她毫不犹豫地回答道:"树木……,还有森林里那一片漆黑。夜晚,人们置身于树林之中,真的会有所触动。"

"你认为女性为什么会惧怕黑暗?"我问道,心中涌起那令我心悸的恐惧感。

卡罗琳移开视线,看了看咖啡杯,然后又看着我。"没有人会说起这些,因为我们不喜欢说这些,但我们都知道那是什么。这一切不言而喻,因为这些话都不中听。其实,我们是害怕被强奸、被谋杀。可以说,男性塑造了女性对夜晚的体验。每次听到女人被强奸或杀害的消息,就会更加深因为男性而恐惧黑暗的感觉。这样的情节在犯罪小说和电影里层出不穷。"

她甩了甩黑色的卷发,微微收起下巴。"我们必须坚持走夜路,无论是组团一起,还是与家人和朋友一起,抑或是在我们感到安全的情况下独自一人行走。我们不能让少数的几个男人就这样控制了我们的世界。虽然女人们在晚上聚集一堂仍然被视作是离谱的行为,但至少现在没有人能把我们当作女巫来处置。"

虽然深夜行走对我来说确实有点儿离谱,但我还是习惯在经历了难以预料的失落后选择在夜间出去走一走。我读到了许多关于女性在夜晚走出自身痛苦的故事,有诗人埃莉诺·法吉恩(Eleanor Farjeon),舞蹈家伊莎多拉·邓肯(Isadora Duncan),还有女演员帕特里夏·尼尔（Patricia Neal），她们常常都是独自一人走在漆黑的夜里。让人恼火的是，我们却只听过查尔斯·狄更斯（Charles Dickens）吹嘘自己的壮举，他高调地记录：在父亲去世后，他不惧世俗眼光，凌晨两点起床，步行超过30英里，穿过寂静深夜。遗憾的是，没有哪个女人会声称自己的夜行是值得赞许的。女人们既不会像狄更斯那样张扬地谈论这些经历，也不会发表与之相关的文章。相反，女人们只是悄悄地、默默地走在夜色中。

我想，这些女人是为了克服自己的痛苦才在夜间外出行走的，因为卧室里已经盛不下这些情绪了。我想知道我们是否必须借着膨胀得难以控制的情绪，才能鼓起勇气在晚上走出去。或者仅仅是因为我们的身体和大脑充斥着过多的情感，只有当我们体内的皮质醇和肾上腺素消退了，才能得到休息。

于是，我决定测试一下夜晚的我。某天，我在凌晨三点醒来，睡不着了。于是，我干脆在睡衣外面套了一件外套，然后蹬上长筒靴，踏入夜色之中。我感觉自己心里一阵发紧，脉搏也开始加快。我好想能牵着一只手，最好身旁有小狗相伴，还有沉着稳健的卡罗琳陪着。但此刻，只有我一个人，我和夜晚的我逃出低矮的卧室，从幽闭恐怖的室内跑到了布满繁星的穹顶之下。我沿着小路，穿过一扇铁门，进入了一片田野。随着脚步的移动，我的心跳、脉搏都渐渐稳定下来。黑暗如朋友般与我相拥，空气中弥漫着夜间的香气——潮湿的羊毛、蕨菜、脚下青草的味道。我听到风吹过树木的声音，树篱里突然传来窸窸窣窣的声音。我拿起手电筒照了照，什么也没有看见。

我把注意力转向远处，试图摆脱荒诞的想象。眼前远方的地平线也不像白天看到的那样。在阳光下，地平线随着我们的接近而逐渐后退，但始终在我们前方，大地与天空之间形成一个极具吸引力但又望不到边的分界线。但到了晚上，地平线总在一步之遥的地方，总是可以越过的。我们可以感觉到它有尽头，那是一个我们可以到达并跨越的边缘。

但它会通向哪里呢？

我心中的地平线突然出现在眼前。有树木和林地，还有漆黑的乌鸦，树枝张牙舞爪地伸向天空。突然间，我的心提到了嗓子眼。我开始狂奔，跌跌撞撞朝着小屋跑去。

然后，我想到自己要做什么了。于是，我停下脚步，抬头仰望。月亮如弯钩，散发着金色的光芒，懒洋洋地挂在天上。猎户座的剑斜插向地面，北极星就待在它本应在的地方。瞬间，我的恐惧感消失了。我又转身回到田野，朝着树林走去。

狂　野

狂野的夜——狂野的夜！

如果我和你在一起

那这狂野的夜将会成为

你我奢侈的体验！

——艾米丽·狄金森，1861 年

森林是让夜晚的我变身的最佳地点。当树枝遮蔽了所有光线，四周充斥着未知的声音，一切都在暗处潜藏时，我们会从克制的、理性的状态变身成为面目全非的夜晚的我。目睹自己在歇斯底里的边缘颤抖，会让我们发现，自己能掌控的一切是多么有限，我们的内心深处居然如此逻辑混乱且不理性。

我在二十一岁时第一次遇到森林中那个夜晚的我。在喜马拉雅山树木繁茂的山坡上，一只大棕熊追赶着我，我沿着山坡疯狂地奔跑逃亡。由于当时已近傍晚，加上我和男朋友走错了路，只好在一个破败不堪、四处漏风的地方过夜。我们既没有吃的也没有水，更别提火源和毯子了。天越来越黑，我俩蜷缩在一起，瑟瑟发抖。整晚，森林仿佛在我们周围低语，发出窸窸窣窣的声音。我们感觉周围潜伏着无数可怕的东西：蛇、狼蛛、美洲豹，以及愤怒的熊，我俩只好祈祷着黎明快点到来。

直到现在，我对森林中那个夜晚的我仍然记忆犹新。那不是我想成为的"自己"。

当时是在喜马拉雅山上。而如今，我身处英格兰，渴望着只有林间夜曲才能带给我的独特体验。因为，夜晚的森林可能是隔绝我们与现代世界的最后一片风景，是我们逃离灯光和机器的避风港。在那里，我可以找到渴望已久的原生态夜色。

我总觉得，只要研究一下数据，就会发现自己完全没必要恐惧夜晚的森林。比如，森林专家彼得·渥雷本（Peter Wohlleben）说过："从统计数据来看，晚上的森林是相对安全的。"于是，我就告诉自己：虽然森林里曾经潜伏着不少可怕的东西，但如今已经见不到豺狼和歹徒之类的了。尽管在夜色掩映下的森林里，古代人可能会摔倒、溺水，甚至丧命，但现代人有手机、手电筒，还会游泳，所以晚上在森林里是安全的。

我还了解到，在晚上，树木和人类一样需要休息。当夜幕降临时，树停止了光合作用。白天，树通过叶子的下缘（被称为气孔的微型"嘴"）吸收氧气，利用阳光将水和二氧化碳转化为糖。而到了晚上，树依靠树皮下储存的碳水化合物来获取能量，这个过程会产生二氧化碳，和人类呼吸时会产生二氧化碳道理一样。

这并不是树木与人类在睡眠方面唯一的相似之处，树在夜晚也会蜷缩起来。当人们研究桦树的树冠时发现：随着光线逐渐减弱，桦树的叶子和树枝会下垂。有些树蜷缩得很厉害，在晚上甚至会比在白天时矮 10 厘米。此外，树干在夜晚也会稍微变粗一些。因为树在晚上会睡觉，所以通过根部吸收的水必须得等到白天才能被树叶吸收。因此，水分储存在树干中，渥雷本把这个现象叫作树的"水腹"。

我因为了解了一些令人惊奇却发人深省的知识而变得更加勇敢。

这些知识不仅让我从容自信，更重要的是，让我不至于钻牛角尖。晚上，待在树林里，我再也不会战战兢兢地想，可能有什么玩意儿或者什么人潜伏在树后。我会饶有兴致地思考树木内部正在发生的变化。知道了这些关于树木的知识，我或许就能在漆黑的森林中游刃有余地穿行。

当我研究睡眠状态下的树时，一个女人的故事启发了我，及时地给我打了一剂强心针。她向我展示了恐惧中蕴含的各种可能性。

我一直很喜欢加拿大艺术家艾米丽·卡尔（Emily Carr）。虽然我欣赏过她的很多画，但对她以昏暗的森林为主题的作品却从来不是很"感冒"，我更喜欢她画的那些夸张明艳的风景画。有一天晚上，当我闲逛时，突然发现眼前一片深深浅浅的翡翠绿和木炭色交杂在一起，这不正是她的那幅《月光下的斯坦利公园》（*Stanley Park by Moonlight*）吗？我曾好奇卡尔怎么能画出这样一幅晦暗阴郁却又无比美丽的画。看到眼前的景色，我才恍然大悟。卡尔描绘的森林是真实存在的，就是这个温哥华斯坦利公园（Vancouver's Stanley Park）里一个人迹罕至的角落。她经常晚上到这儿来，完全不顾这里有好多自杀和灵异事件的传闻。她常常牵着小狗比莉进入一片名为"七姐妹"的巨大雪松林里探险。这片雪松林隐蔽在一条青草萋萋的小路尽头，周围环绕着灌木丛。在这里，她爱上了森林里空旷的荒野。后来她曾写道：我感受到了令人震惊的庄严、威仪和寂静，这是我体验过的最神圣的感觉。在这片漆黑昏暗的地方，她感觉"上帝好像在树林中做深呼吸"。

我想知道卡尔是如何鼓起勇气在一片城市森林里夜行的？这无疑是最令人生畏的地方啊！实际上，早在创作《斯坦利公园》之前，卡尔就和自己对夜晚的恐惧感搏斗了很多年。事实证明，她的生活一直处于不断征服和反复战胜恐惧感的过程中。她觉得正是这个过程赋予了她能量和创造力。卡尔认为，恐惧是艺术创作中必不可少的元素。她写道："你必须走出去，与大自然搏斗，让所有感官都保持警觉的状态。"

在她前往不列颠哥伦比亚省北部偏远的格林维尔村写生的时候，她第一次有了顿悟的感觉。她原本计划住在一栋废弃的校舍里，可当她推开黑洞洞的房门，却被眼前荒凉的景象吓坏了，她拔腿就跑。她描述那个地方"空气都是凝固的，连火柴都点不着"。可她当时找不到其他地方可以过夜，只能再次回到那栋校舍，在那儿度过了一个无眠之夜。"在令人窒息的黑暗中，不知道周围有什么，伸出一只手，没准儿就会碰到什么。"

卡尔尝试做了一些日常要做的事情，企图重新找回自己，比如烧开水、调好时钟、翻翻日历等，她想用这样的方式来与恐惧感和解。后来，她晚上去森林里散步时也会这么做。她会在黑暗中唱歌或吹口哨来"找回自己"。不过，卡尔从来都不想要征服自己对黑暗的恐惧感，因为她觉得这归根结底是一种对死亡的恐惧。她的传记作者认为，卡尔觉得如果不面对死亡、害怕死亡，就无法充分认识到森林的生命力……甚至有一段时间，她一直在恍惚的感觉下画画，觉得自己经常被森林里某个莫名的敌人监视着。慢慢地，她逐渐接受甚至喜欢上了这种感觉。

卡尔没有因为恐惧而不敢在晚上去树林里散步。相反，她将脆弱感和恐惧感转化为灵感，为她的艺术注入了独特的张力，使之更加丰满，这一点是其他以夜晚森林为主题的绘画里所缺乏的。在恐惧的表象之下，她发现了"一股安静却不会枯竭的活力"。

卡尔的"活力"在一定程度上要归功于恐惧促发的肾上腺素激增。

这是人类一直就有的生理反应，有助于我们迅速逃离潜在的危险。当人体肾上腺素大量分泌时，呼吸会加快，大量氧气进入血液，输送给肌肉。人一旦意识到没有危险，就会感到非常放松，甚至是愉悦。卡尔晚上的经历使她有种强烈的超脱感，她因此认为只有户外才能容得下"上帝"。难怪她会觉得，"教堂里的那个上帝"好像变得很呆板。

有了这些知识，再加上受到卡尔的勇敢精神的鼓励，我开始试着在晚上跑到自家花园后面的小树林里拾柴火，锻炼胆量。一天晚上，当我拎着一筐柴火回家时，我迷路了。那一刻让我很抓狂。我找不到路，只好在辨不清方向的树林里辗转徘徊了好几个小时。树林里四处看着都一样，一样的树干，一样的树枝，一样的落叶。我找不到出去的路，也没有手机。四周漆黑一片，没有一丝光线能穿透这片死寂。我盲目地走啊走，也可能是在绕圈子，但我自己完全没有意识到这一点。夜越来越黑，我的脚趾和手指冻得麻木了，恐慌感涌上心头。我知道我家离这儿不过百米，家人们正在火炉旁下棋，然而，我却愚蠢地在这里彻底迷失了方向。

我曾听说过，有一个女人走下阿巴拉契亚小道解手，却不慎在森林里迷路了，最终死在了那里。突然间，我明白了人在黑暗的树林中会迅速失去一切空间感。没有星星可供导航，没有灯光来指引方向，没有任何能引导路径或可辨别的地标。恐慌的情绪会逐渐加剧，使大脑陷入混乱。这些不断加剧的恐惧感逐渐堆积，我们极可能会因此彻底迷失自己，永远消失在这片茫茫森林之中。

当我跌跌撞撞地徘徊在这片狭小的林地时，这些想法都在脑海中闪过。我确信，树林是独行者的恐怖之源，无论男女。白天如此，晚上更是如此。卡尔对这一点了如指掌，夜晚的树林是最令人生畏的地方，因为那里有致命的危险。也就是说，我们害怕的不是树林，而是死亡。我们只是非常不理智地认为，小树林有什么可怕的，黑暗的森林才更可能要了人命。

也许，我嘲笑的那个白天的大脑也没有那么一无是处。事实证明，晚上人的大脑在空间导航方面确实没有我们想象的那么强大。在大脑深处有一种被称为"头部角速度（AHV）细胞"的神经元，在人移动时能跟踪头部的方向、运动和速度，帮助人们在空间中导航。这些神经元依靠视觉线索工作，而在黑暗的森林中，视觉线索比较少，也比较难发现。当人的头部角速度细胞受到干扰时，就无法识别自己的行踪，很快会失去位置感和方向感。几分钟之内，我们就会变得不知所措。一段时间之后，我们甚至难以准确估量自己的移动速度。一旦我们所依赖的头部角速度细胞（大脑的指南针）完全失效，就无法判断我们是顺时针转了90度还是逆时针转了180度。这一现象在小鼠身上得到了验证。因此，即使是习惯于夜间活动的动物，也要在很大程度上依赖视觉线索确定自己在空间中的方位。

所以，卡尔害怕在黑暗的森林里丧命是情有可原的。然而，尽管我在树林里的经历令人崩溃，但真正令我烦恼的并不是迷失方向或未知的死亡，而是另一件事。

我没有卡尔那样的勇气，所以我第一次在深夜去森林里漫步是和一群人一起的。那天是我的生日，一年之中只有这一天家人会顺着我的意思做点儿什么。

"你们不用送我礼物，为我做一件事就行。"我对他们说。

他们瞪大眼睛诧异地看着我。

"你想让我们干什么？给花园除草，洗衣服，做晚饭，还是大扫除？"他们开始猜。虽然我很想让他们大扫除，但还是忍住了。

"我想你们晚上和我一起去森林里散步。"我答道。

听到我的要求，有人吓得打了个激灵，有人长出一口气，还有人眼珠乱转琢磨着这是怎么回事儿。不过大家最后还是一致同意满足我的愿望。那天晚上，我们家里七个人整整齐齐地裹上外套，围着围巾，驱车前往离家最近的一片占地360公顷的森林散步。那片森林的中间有一个湖，周围布满泥泞的小路。

那天晚上看不到月亮，伸手不见五指。交相掩映的树木一会儿就把我们淹没了，好像给我们穿上了斗篷。因为急着想赶到目的地，我们打着手电筒，加快了脚步。手电筒的光照在小路上、灌木丛中，在树干上来回闪烁。我突然意识到恐惧感是从哪里来的了，并不是黑暗让人心生恐惧，是手电筒投射出的光在四周产生的阴影让人害怕。因为这道光，更显得周围一片漆黑，人的眼睛只能看到这束光照射范围内的东西，看不到其他黑暗的角落和犄角旮旯的地方。我们不该带手电筒，应该让自己的眼睛适应森林的黑暗才对。

人的眼睛一般需要至少20分钟才能适应黑暗。我们的眼球后面有数百万个感光细胞，因其各自形状不同分别被称作视杆细胞和视锥细胞。白天视锥细胞可以帮助人们分辨颜色，但相比于数量多达1.2亿的视杆细胞，视锥细胞只有600万个。视杆细胞可以帮助我们辨别光线强弱。当没有足够的外界光源激活我们的视锥细胞时，视杆细胞（其中大部分用于周边视觉）就会发挥作用，让我们在昏暗的光源下拥有夜视能力。和人类相比，夜间出没的哺乳动物的视杆细胞通常会多一些，而视锥细胞则会少一些。例如，獾的视锥细胞似乎很少，但其夜视能力却比人类好。想到"我看到的朦胧景象恰如獾看到的一样"，我觉得还挺有意思。

我建议关掉手电筒，但为时已晚。我们的眼睛已离不了手电筒的光了，一旦关掉它，就什么也看不见。而且夜晚的森林里气温特别低，我们无法停下来等着让眼睛适应周围的环境。于是，我们只好挥舞着手电筒，说说笑笑地继续往前走。当我们结束行程回到车上时，我的女儿伊莫金（Imogen）转头对我说："我好喜欢今晚的活动啊！"

那天晚上，我翻阅了玛丽·韦伯（Mary Webb）的作品，重温了她在月光下的什罗普郡（Shropshire）森林中狩猎猫头鹰的故事。书里写着，韦伯蹑手蹑脚地跨过覆盖着苔藓的地方，穿过黑黢黢不时泛着银光的小路，在"银盘"般的月亮下，她发现了一窝猫头鹰。韦伯静静地坐在那里，看着它们。看完这个故事，我又在书架上找来找去，找到了好几本"夜游神"们写的故事：安妮·芬奇（Anne Finch）在《夜曲幻境》中描绘了那种"宁静的满足"和"无法用言语表达的沉思"。多萝西·华兹华斯（Dorothy Wordsworth）描写在森林中躲避狂风暴雨的场景：她躲在山楂树下，那些山楂树篱又黑又尖，沾满的雨水如同闪烁着的数百万颗钻石。还有娜恩·谢泼德的故事，对她来说，夜晚可以让这个渺小的世界呈现出真实的样子。此外，克拉拉·维维安（Clara Vyvyan）描述在一个暴风雨夜，在一片偏远的森林里，她脱了衣服，在潮湿的苔藓中打滚。

当我反复阅读这些作品时，不禁感慨以前女人经历的这些夜晚是多么发人深省啊！这些充满欣喜和赞美的夜景描写，重新唤起了我们已然忘却的夜晚。我们曾认为黑暗是如此陌生、可怕，本能地想要把黑暗从生活中抹掉。

为什么会这样呢？我们当然也知道答案。有了油、煤油、煤气和电这些能源制造的人造光源，晚上就和白天一样明亮。光线和霓虹灯让我们情绪高涨，为我们注入了能量，打败了人类对黑暗根深蒂固的恐惧感。资本主义制度下工作时间越来越长，人们的欲望越来越多。

与此同时，"黑暗"的文化内涵和宗教内涵仍挥之不去。那些未知的、肮脏的、危险的、邪恶的、魔鬼般的意境依然与黑夜捆绑在一起。今天，在世俗社会中，黑暗依然让人联想到抑郁、焦虑、悲伤和精神疾病。不管怎样，人们就是厌恶黑暗。世界越充满光芒，人就越抵触黑暗。难怪很少有人能心甘情愿地在黑暗的森林中漫步。

然而，我却深深地迷恋上了待在漆黑的户外。我喜欢夜空中淡淡的香气；我喜欢自己变得如此敏锐，能够捕捉到最细微、最不易听到的声音；我喜欢全身心地感受皮肤的触感；我喜欢散发着神奇魅力的夜空带给我平静的感觉；我喜欢靴子踩在枯枝落叶上发出的沙沙声；我喜欢空气中回荡着莫名的奇怪声音；我喜欢待在黑暗里，感受熟悉的事物变得陌生，已知的事物变成未知；我喜欢待在黑夜里，任凭时间流转与停滞，过去悄悄地溜走，也无须担忧未来，生活中的每一秒都是宝贵的。就在这里，就在现在，完全地活在当下。

但是，要不要在黑夜里独自待在一片森林里？夜晚的我大声抗拒："那儿有什么好！"只是想一想这件事，就会让我身体的每一根毛发、每一寸骨骼、每一根筋络强烈抗拒。我永远也不愿在晚上独自行走在森林里，永远不要这么做。

在我的编辑和白天的我的怂恿下，最终我心甘情愿地踏入了一片漆黑的森林。如果跟自己说做这件事是为了另一个人（比如，我的编辑），或者知道以前已经有人这么做过（比如，前面提到过的那些女性朋友），那么晚上去森林里游荡就不那么让人害怕了。少点儿时间纠缠于这些问题，趁着恐惧感还没带着所有的反对意见蜂拥而至，赶快行动，也会让这事儿更容易做到。某天晚上，我送女儿去机场搭乘最早的一班航班，回家的路上要经过一片森林。这可是个好机会。当时，我已经开了一个小时的夜车，眼睛酸胀，背也很痛，于是那个理智的白天的我站了出来，她建议我把车停在路边，散散步，活动活动四肢就得了。这样想着，我的身体立刻僵硬起来，心口也一紧。对我来说，不去森林里散步的借口太多了：鞋穿得不合适；没带夜行拐杖；没有月亮，也没有星星；没带狗。瞧，根本没办法去漆黑的森林里散步嘛！

但是，白天的我会压制自己升腾的情绪、恐惧感，以及各种非理性和不合逻辑的想法，让人在夜晚变得不像是自己了。白天的我会遏制自己的想象力，把不断膨胀的恐惧感压下去。那个时候，我听到了白天的我那沉稳、务实的声音：你可以用后座上的雨伞代替拐棍；不要再用你的鞋子当借口了；拿好钥匙走吧！黎明破晓前的完全黑暗大概只有一个半小时。

于是，我把车停在一家酒吧外面。汽车的声响激活了酒吧的声控安全灯。我走到灯光下，突然间觉得无处遁形。我把伞紧紧抱在胸前，穿过马路，沿着小路走进森林里。我突然听到有什么东西在风中铿锵作响，发出金属碰撞的尖锐声响。我立刻感到内心爆发出一股恐惧感。我的心咚咚地跳个不停，胳膊紧紧地抱在胸前，夜晚的我在耳边尖叫：快回去，快回去，否则就有可能被强奸、被谋杀，甚至丧命！

随后猫头鹰低沉悠远的叫声吸引了我，我的恐惧感也渐渐消失。我也不知道为什么，猫头鹰的叫声反而安抚了我，分散了我的注意力，让我平静下来。这叫声似乎在邀请我进入它的森林。

我沿着步道走着，运动鞋下面泥浆四溅。树木在我头顶上疯狂地摇晃，枝叶相互摩擦，树干也吱吱作响，仿佛黑夜在窃窃私语。森林在向我靠近，宛如一座布满黑玫瑰的洞穴，我的心跳到了嗓子眼里。但这时，猫头鹰的叫声再次从树冠上传来，召唤着我。我回头望去，一个人也没有，只有一只猫头鹰、耳边的风声、成千上万的大树和无尽的黑暗陪伴着我。我一直往前走，白天的我不断平静地提醒着我（杀人犯不会在夜晚潜入森林），而夜晚的我则轻轻地激发着我的好奇心，这让我倍受鼓舞。

我以前走过这条路，但从来没有在一片漆黑的情况下走过。因此难免会错过一些转角，可能会走得太远，也可能走得不够远。但最终我还是找到了那片湖，它沉睡在黑夜里，闪烁着黑色的光芒。我漫步在湖岸边，为自己的小勇气飘飘然。不过，我也感受到了面对一片开阔空间的舒畅感。

恐惧感不见了，我开始享受散步的乐趣。之前感到的恐惧似乎有点儿可笑，后来我的思绪变得有些恍惚。在飒飒的风声中，我想起了父亲笔记本上的一句话：黑暗只不过是光明的缺失。我想告诉他，我不同意他的看法，因为他误解了黑暗的本质。黑暗不是光的缺失或匮乏，黑暗也有自己的特质、灵魂、智慧和美。在这里，在森林里，我如此清晰地理解了这一点。我想告诉我的父亲，正是因为他的离去，才让我明白了这一切，发现自己在黑暗中的许多天赋其实都是从他那里继承来的。

天刚蒙蒙亮，我兴高采烈地回到车上。沉醉在自豪的情绪里，我征服的不是黑暗本身，而是黑暗所带来的恐惧感——原始的、已经过气的恐惧感。

　　我知道这恐惧感还会再回来，它深深地刻在我的骨子里，不可能轻易地被打败。但我也知道，今晚我打败了恐惧感，因为我不再把黑暗视为敌人，而是当作我的朋友。

痴　迷

夜晚因万物而变得广阔。

夜晚，我们根本无须睡眠。

——多萝西·理查森，《朝圣·卷一》

　　有了野外森林里漫步的经历，那个夜晚的我开始没那么怕黑了。我发现，不管是不是真的有危险存在，总是心想着会有危险才是最让人感到恐惧的。人一旦开始行动，内心的恐惧感也会随之转移或变小，但是从来都不会完全消失。相反，这时候我会一直处于高度警觉状态，感官变得异常敏锐，甚至有些兴奋。只要出现一丁点儿陌生的声音、移动的光线或者人的踪迹，夜晚的我就会瞬间再次感到恐惧。我还发现，我的恐惧感会随着月相的变化而起伏。不过，我的恐惧感会因为有亮光而略微减少一些。

　　后来的几个礼拜，在我努力让自己习惯户外的黑暗时，发现了一个能击退夜晚恐惧感的感觉，那就是痴迷感，也有人说是敬畏感、惊奇感或神圣感。在户外的夜晚，这种感觉更像是一种魔法，心理学家尝试将其解释为"关于敬畏的科学"。晚上，当人的大脑极具想象力、创造力、接受力和好奇心时候，人会高度紧张，感官也会变得格外敏感，这时，痴迷感便会被无限放大，带给人深刻而难忘的夜间体验。可是，当我们全神贯注时，恐惧感会悄无声息地溜进灌木丛中，消失不见。这一点心理学家很难用科学的方法加以解释。

夜行的经历让我明白：我们对夜晚的痴迷并非只在见到了难得一见的流星雨划过天空时，或者听到了不曾听过的夜莺高歌时才能被激发出来。即使是最微小、最不起眼、最容易被人忽视的昆虫也能让人们对夜晚产生强烈的敬畏感。这种感觉甚至会比见到那些壮观或罕见现象时还要强烈。

在读了作家吉恩·斯特拉顿·波特（Gene Stratton Porter）的作品之后，我才有了这些启示。斯特拉顿·波特的小说在 1908 年到1925 年间极受欢迎，每日销量高达 1700 本，大概有五千多万美国人都读过她的书。她的作品还被翻译成 20 种语言出版发行。斯特拉顿·波特不仅是一位文学巨匠，还是一位自然资源保护主义者、野生动物摄影师、电影制片人、专栏作家和诗人。她因为酷爱飞蛾，还成了一位黑夜里的冒险家。她将自己的经历写成了一本书，名为《利姆波罗斯特的飞蛾》（*Moths of the Limberlost*），于 1915 年出版发行。

最初一位朋友向我推荐斯特拉顿·波特这本关于飞蛾的书时，我是有点抗拒的。几十年前，那会我才十几岁，晚上在餐馆当服务员。餐馆老板是一个身材高大、肌肉发达的约克郡人，他说他极其厌恶飞蛾。店里常有好多飞蛾聚集在壁灯周围，一旦翅膀碰到了蓝色荧光灯后就会发出嘶嘶的声音。因为老板完全听不得这种声音，所以我们老得把壁灯旁边的飞蛾赶走。

"蛾子让我浑身难受。"他颤抖着说道，"那些丑陋的小畜生个个都不长眼……"

餐馆老板对飞蛾的厌恶一直印刻在我的心头。后来，看到飞蛾啃食我的地毯、窗帘和衣服，我对飞蛾的厌恶感就更加强烈了。这么多年来，我家挂满了捕蛾器，但仍无济于事，飞蛾还是经常会把家里的袜子、围巾、裙子和毛衣之类蛀得尽是窟窿。我一直觉得，它们和蚊子、蟑螂一样，都是夜间偷偷出现的害虫，根本不值得怜惜。

而我的女儿布里奥妮却跟我说，她很是痴迷于这种笨拙的淡褐色飞蛾，于是我便问她："喜欢蝴蝶不好吗？为什么喜欢这种小虫子？"

她睁大了双眼，对我说："飞蛾真是太神奇了。它们就像会飞的舌头，不管落在什么上面，它们都要尝一尝，而且它们的翅膀下面还长着耳朵！它们可比蝴蝶好玩儿得多。"我估计，吉恩·斯特拉顿·波特一定特别同意我女儿的看法。

和夜晚的我一样，飞蛾也是黑暗的馈赠，拥有自己独特的魅力。在过去的十年里，鳞翅目昆虫学家对这种不受人待见的飞蛾进行了一系列研究，结果令人十分震惊。研究发现，飞蛾可以通过腹足来品尝味道。大多数飞蛾的每根毛发和鳞片末端都有味觉感受器，因此它们有一身的感官可以用于觅食。此外，有一些飞蛾还可以通过胃来听到声音。为了躲避天敌蝙蝠，许多飞蛾都有能够干扰蝙蝠进行超声波回声定位的能力。与此同时，还有一些飞蛾没有口器，从不进食，仅靠幼虫时期储存的营养就能生存数周。

奇怪的是，飞蛾在幼虫期甚至可以透过其蛹壳看到外部世界。最新的研究表明，幼虫即使在变为飞蛾后仍能保留之前的记忆，即身处丝茧时在黑暗里的记忆，这令人很是费解。幼虫褪去了原来的蠕虫身体，破茧重生，变成了一个花纹繁复、带有双翅的美丽生物，同时还留存了前一阶段的学习能力。没有任何一种生物的蜕变能像毛毛虫变成飞蛾那样令人费解、让人着迷。

它们的名字同样值得回味：蜂鸟鹰蛾、猩红虎蛾、朱砂蛾、日月蛾、绿斑新月蛾、深红斑点步兵蛾。我们根本无法抵抗这些令人着迷的名字的诱惑。

我抵抗不了，斯特拉顿·波特也欲罢不能。她从未想过要研究飞蛾，她的兴趣方向是鸟类动物。但某天晚上，她在自己居住的利姆波罗斯特沼泽（位于美国印第安纳州）周围观察和拍摄鸟类时，注意到这些精致的毛茸茸昆虫也正在观察她。斯特拉顿·波特回忆，"这些柔弱的夜行生物，这些生长在六月且习惯黑暗的美丽生物真的在向我扑来。"她越是注视它们，就越着迷。她了解到，飞蛾是世界上最复杂、最精美的生物之一。夜晚是观赏飞蛾的最佳时间。她在自己的回忆录里记载："这类在自然界中极为重要且精致可爱的飞蛾只在晚上飞来飞去。"她感叹道，正是因为这个原因，它们才鲜为人知。"令人惊讶的是，在夜间活动的成年飞蛾体型像鸟，有着花朵般稀有而复杂的色彩，翅膀柔软，扇动时静悄悄的。"

对飞蛾着迷之后，斯特拉顿·波特开始捕捉飞蛾，试着在盒子里饲养它们，观察飞蛾的一举一动，然后把观察到的一切画下来或者拍下来。在英国的花园里，观察飞蛾的最佳时期是七八月的夜晚，但在利姆波罗斯特，这种"最美丽的生物"在五六月的夜间就会出现。斯特拉顿·波特一生中最快乐的时光就在夜晚观察飞蛾时。

午夜的钟声敲响，斯特拉顿·波特站在果园里，仰望夜空。"正值五月中旬，这是个完美的夜晚，整个世界被树木映衬得一片洁白，月光照得地面亮堂堂，空气中充斥着各种香气，令人陶醉。飞蛾从四面八方飞来，我像鸟儿一样顺着月光飘落……这些精致的大型昆虫蜂拥而至，围在我身边。我能感觉到它们慢慢降落在我的头发上、肩膀上，我看着它们落在我的衣服上，停在我伸出的双手上。在我目之所及的夜空里，越来越多的飞蛾正缓缓飞来，而我也沉醉其中。直至黎明，它们才返回自己的庇护所。"在斯特拉顿·波特的记忆里，这些特别的夜晚绝对称得上是她"一生中最愉快的经历"。

阅读斯特拉顿·波特的捕蛾回忆录印证了我的看法：在这些"最令人愉快的经历"中，黑夜起的作用远比她意识到的更加重要。在我看来，她的创作灵感既来自晚上在户外的体验，也来自观察飞蛾的经历。后来，当斯特拉顿·波特冒险在夜间步入树林时，她整个人都感到异常兴奋。她在自己的散文中把这种心情描写得淋漓尽致，字里行间都是喜爱。"六月晚上的森林里处处皆是美景，而这些飞蛾是最真实而迷人的，宛如月下的精灵。"斯特拉顿·波特对飞蛾极为着迷，即使在夜色最浓之时，她也会毫不犹豫地拉起裙子，独自进入危险的沼泽地。她解释说，只要能捕捉到一只月蛾，这一切就都是值得的。"在自然界中，你再也找不到任何物体能像这些夜间生物的翅膀一样，有着如此精致细腻的斑纹和明亮新颖的色彩。"

痴迷感使我们把恐惧抛在了脑后，让人得以稍事喘息，然后变得更无畏、更强大。当感到失落和悲伤的时候，或者因为挫败而感到烦恼和恐惧时，因痴迷带来的那些奇妙体验便会提醒自己想起我们曾经是谁以及我们可以成为谁。我们会蓦然想起，无论如何，我们都是这世界固有的一分子，并与之密切相连。这些体验还向我们证明，即使生活不再完美无缺，我们也依然是我们自己。当我们再次陷入悲伤或恐惧之中时，这些体验仍会支撑着我们重获坚强。斯特拉顿·波特教会我，在这样的时刻，即使我们身处最黑暗的沼泽之中，我们仍可以找寻到生活的意义以及意想不到的勇气。

斯特拉顿·波特会把捕捉到的这些"夜间生物"安顿到自己的卧室里。于是，整整两个月的时间，她的卧室里到处都是飞蛾、茧和蛹。照她自己的说法，这段时间她几乎没办法休息："我每晚平均睡眠时间不到两个小时，白天也睡不了一小会儿。"整个晚上，化蛹的幼虫一个个破茧而出，这些幼虫好像被施了魔法，像小鸟一样破壳而出，瞬间就长大了。她激动地屏着呼吸记录：午夜时分，身长 0.6 英寸；凌晨一点，长到了 3 英寸；到了凌晨三点，就长到了 6.5 英寸。飞蛾在她的卧室里飞来飞去、横冲直撞，隔壁房间的人也常常因此从睡梦中惊醒。

斯特拉顿·波特的家人们对此感到十分不满，他们觉得她应该好好休息，而不是把时间浪费在林中漫步或者在卧室里饲养毛毛虫上，但她并不在意。在她看来，每天晚上都是她见证奇迹的时刻："看到那些色彩鲜艳的翅膀慢慢下垂、张开、形成斑纹，这简直就是一个奇迹。"而且，如果人能这么快乐地工作，哪里还需要睡觉啊？

我也和布里奥妮一起用床单捕捉过飞蛾，捉住之后就会放进捕捉器中。我们发现了一种带有苦巧克力色和奶咖啡色花纹的银色小飞蛾，它们身上的斑纹很复杂，几乎辨别不清纹路。我们还发现了一种巨型飞蛾，它们的花纹精美绝伦，色彩斑驳陆离。有些飞蛾翅膀苍白而脆弱，真不知道它们在凉风习习的夜晚是怎么生存下来的。还有些飞蛾翅膀很大，柔软得像天鹅绒一样，让人忍不住想摸一摸。我们曾捉到一只飞蛾，长着引人注目的扇形翅膀，看起来就像是从树干上拓印而来的。还有一只飞蛾的翅膀却是丝滑半透明的，我几乎可以透过它折叠的翅膀看到翅膀下是什么。有的飞蛾头上会长有红色方块,像警报器一样。飞蛾身体的对称性让我着迷,无论飞蛾的斑纹或翅膀的边缘多么复杂,它们都呈现着完美的对称性。在混乱无序的夜色中,夜晚的我发现,飞蛾完美的分形让人看着就舒服。

从介绍飞蛾的百科全书上我了解到,飞蛾的种类要比蝴蝶多得多,它们遍布世界的每一个角落。从高山之巅到小小巢穴,还有江河湖海,都能看到飞蛾的身影。一般只有午夜过后,它们才会被光线吸引。有些飞蛾不会飞,有些只能活几个小时。我还知道某些飞蛾可以迁徙数百英里,飞行时速可达惊人的30英里,而另一些飞蛾则拥有超过10厘米的吸蜜长鼻。

我住的地方位于不列颠群岛的南缘,这里的飞蛾数量现在越来越少了。五十年来,曾经遍地飞舞的飞蛾如今已经骤减了40%。几年前,飞蛾经常会在我们的汽车前灯周围肆意徘徊,轻拍着翅膀撞击昏暗的车窗。而现在,已经很少见飞蛾了。

在父亲去世前的十八年里,他编纂了一本名为《大地之歌》(Earth Songs)的诗集,收录的诗歌有歌咏孔雀、翠鸟、蜻蜓和蝴蝶的,也有歌咏人们并不喜爱甚至厌恶的昆虫,这些昆虫包括黄蜂、蚜虫、蜘蛛等。夜晚爬行或飞行的昆虫是最令人厌恶和恐惧的。不过,我反复阅读的正是关于上面这些昆虫的诗歌。因为这些诗歌里满是对不受人待见又令人毛骨悚然的爬虫们洋洋洒洒的歌颂,由此让我不禁对它们刮目相看。

我最喜欢的一首诗是爱尔兰诗人伊文·博兰(Eavan Boland)写的《飞蛾》(Moths)。博兰对黑夜和所有生活在黑夜里的生物都情有独钟。她能读懂黑夜那既诱人又可怕的奇异魅力,也能看到黑夜里奇特的催化能力。她在那首《此时此刻》(This Moment)里写着,"黑夜里苹果都会变得香甜可口。"

最重要的是，博兰向人们展示了如何在经历一些小的危险后去探索和体验黑夜，从而在其中找到真正属于自己的庇护所。博兰认为，人类就像飞蛾一样，总会被光吸引。然而，正是神秘而危险的黑夜让人看清了自己。人可能会像飞蛾一样扑火而亡，在追求目标的过程中遭遇各种陷阱和风险；也可以像苹果一样，在黑夜中变得甘甜，实现自我成长。

我们在花园周围移动捕蛾器，在不同位置捕捉不同种类的飞蛾。在白杨树旁，我们发现了白杨鹰蛾，有我的手掌那么大，翅膀皱褶，纹路呈琥珀色。我们还观察到了石灰斑蛾、月刺蛾、小灰蛾、黑弓蛾、浅黄色拱形蛾、暗色蛾、纽扣鼻子蛾、橡树蛋蛾和苹果蠹蛾等。另外，还有一些常见的白波蛾、点蛾、焰肩蛾和其他叫不上名字的品种。我一遍又一遍地重复这些名字，每个名字背后都包含着一连串我们永远也弄不清楚的问题：是谁第一个发现并命名了黑暗里的这些飞蛾？为什么会发现它们？什么时候发现的？其实，人们对飞蛾的研究不多，许多飞蛾在还未被确认属于哪一种类之前就已经灭绝了。

2020 年，伦敦大学学院的研究人员发现，夜间的飞蛾会为数十种植物传授花粉，而这些植物正是蜜蜂和蝴蝶不曾驻足的品种。他们认为："夜间飞蛾具有重要的生态作用，但人们却忽视了它们的重要性。"飞蛾为在白天没有得到授粉的植物完成了这个重要的过程，维持了植物种群的多样性和丰富性。研究人员还指出："如果没有飞蛾，许多植物物种以及鸟和蝙蝠之类的动物都将濒临灭绝。"他们最后得出结论："飞蛾和大多数夜行昆虫一样，一直被人类严重忽视。"

这让我意识到人类有多么顽固，一贯拒绝接受我们未曾见过的事物，总是执着于眼见为实，却罔顾世界的丰富性和奇妙性！我曾经觉得飞蛾不是"瞎"就是"蠢"……现在看来，真是大错特错！

2021年，科学家在14只夜间飞行的鹰蛾身上安装了微型无线电发射器。科学家们和我一样，也认为飞蛾是"笨手笨脚"的，只会盲目地随风漂泊。此次跟踪实验的目的是为了了解鹰蛾如何应对不断变化的风力条件。然而，他们惊讶地发现，无论风向如何，鹰蛾们都会沿着完美的直线飞向它要飞到的地方。

对于飞行动物来说，能沿着笔直的路径飞是非常罕见的，但显然，鹰蛾已经掌握了几种利用或绕行风向的复杂方法。当风吹向它想去的方向时，鹰蛾就会任凭自己被风吹着向前。而当风向与它的飞行方向相反时，鹰蛾就会降低飞行高度，加快速度在低空飞行。无论风向如何，鹰蛾都会时刻调整自己的飞行轨迹，确保自己不偏离航线。

它们是如何做到这一点的呢？是跟随地球磁场？识别地标？还是追踪气味？没有人知道。但我知道，那些看似微不足道的现象有时反而是最神奇的，也是最难以解释的。这真的有点像夜晚的我，神秘而让人难以预料。

斯特拉顿·波特的一些话一直在我的脑海中萦绕，让我久久不能忘怀。当斯特拉顿·波特写下"这是我一生中最愉快的经历"这句话时，她的生命仅剩下两年时光。她结了婚，婚姻也很幸福，写了几本畅销小说，生了一个可爱的女儿，住在一座漂亮的房子里，与野生动物有过无数次邂逅，还开创了自己的电影公司。然而，这些对她的人生产生了巨大影响的经历却比不上她在果园里和飞蛾度过的一晚。

我翻阅着我的笔记，重读这三年来草草记下的那些夜行经历，突然意识到让我难忘的夜间体验其实许多人都曾有过。夜晚发生的事情明显不同于白天的类似经历，它们常常显得更意义非凡一些，也更容易引起人们强烈而深刻的情感共鸣。

澳大利亚女作家查米安·克利夫特（Charmian Clift）曾说过，

晚上睡不着的经历常常让她感到震撼，她把这些经历称为"夜巡"。她也从中发现了欣喜的感觉，怦然心动的感觉，认知提升的感觉，她还会为自己感到惊讶，感到与这些经历似曾相识。

克利夫特说得没错：夜晚感受到、观察到、体验到的事物，都带有我们自己的"认知烙印"。人们在黑暗中的情绪会层层叠加，从大吃一惊到迷失方向、警觉戒备，再到孤独或彻头彻尾的恐惧。人们的感官变成了警惕的灯塔——耳朵、鼻孔、在黑暗中摸索前行的指尖、试图辨别方向的双脚以及焦虑紧张的眼睛。夜不能寐时，我们的大脑必定会"冒险行动"，试图对未知的事物一探究竟。

克利夫特认为这其中还有一种莫名的欣喜感，这说法也没错。也许正因如此，夜晚的经历往往具有深刻的内涵和魔力，也正因为如此，人们在夜间的体验才会深深地印刻在记忆中，难以忘怀。

我对飞蛾的痴迷和对其他夜行动物的兴趣都越来越浓厚。我花了很长时间不眠不休地捕捉萤火虫和蝙蝠，寻找夜莺和猫头鹰，观察狐狸和獾。特别是对萤火虫的热爱，竟到了忘我的境地。在一次次的邂逅中，我体验到了美妙的感觉。作家海伦·麦克唐纳（Helen Macdonald）曾将这种时刻描述为"世界变得不同寻常，充满意想不到的意义"。夜晚具有一种神秘而难以解释的魔力，它与夜晚的我相得益彰，使人们在夜晚的体验更加神奇绚丽、意义非凡且令人敬畏。海伦不再恐惧，表现出对夜晚无限痴迷的样子。

夏天接近尾声，我也最终意识到，父亲去世后留下的空洞实际上是天赐的机会，让我有空深思。我能感觉到，悲痛的空洞在慢慢缩小。飞蛾柔软的桃色翅膀、翠绿的萤火虫、啼叫的夜莺、昏沉坠落和翻滚的蝙蝠从外向里慢慢填满了这空洞。于是，这些夜栖生物连同它们栖息的黑夜一起治愈了人心。

任 性

黑夜，我为白天的事感到焦虑，变得不自信起来，
一个不会游泳的旱鸭子，就算远离岸边，也会因水深而胆怯。

——彼得·阿布兹，《论失眠》

几个月以来，我时常徘徊在苏塞克斯的海岸边，沿着父亲在世时最后一天走过的路慢慢踱步。不管是咸涩的海风，还是波光粼粼的海面，都让我觉得父亲仿佛还在身边。我把这种海边漫步当作是朝圣，不分昼夜，坚定前行。我知道，自己白天漫步于海边的经历终究会消失在记忆的长河中，但在夜晚漫步的体验却会因为夹杂着恐惧感、新奇感和神秘感而历久弥新，难以忘怀。

有段时间，我过得浑浑噩噩，迷离不清。然而，每当我晚上在海滩漫步时，夜晚的海滩就会因为潮水规律地涨落而让人有种确定的感觉，又会因为夜色下大海消失于无形而让人觉得前路未知。已知与未知交叠在一起，而我，则游走于两者之间，想要在临界处奇妙的平衡里寻求慰藉。

海洋生物学家兼作家蕾切尔·卡逊（Rachel Carson）曾写道："夏日里轻柔的海浪拍打着阳光普照的海滩，这种情景并不能体现大海真正的精神。只有在黎明或黄昏时，抑或是在午夜孤寂的海滩上，我们才能感受到一股神秘的力量，那才是大海真正的样子。"

1958 年，卡逊为《假日》（*Holiday*）杂志撰写了一篇文章，呼吁读者们忽略"人类存在的痕迹"，以便能够聆听到"海豹喃喃地低吟"。她描绘了月圆之夜的景象："沿着缅因州一直到佛罗里达州，大海、潮汐和一直存在于海岸边的各色生命共同施展着原始的魔法，海岸以神秘且魔幻的方式诉说着生命的张力。"

卡逊认为，在单调的白天无法完全领会大海的奥秘，平实的陈词滥调也不足以描绘那种感觉。她建议读者听一听贝多芬的《第九交响曲》。

不过，卡逊确实比大多数人更了解夜间大海的奥秘。1951 年，她在一次演讲中提到，人们发现了一种像云团一样散布在广袤海洋中的生物，但没有人清楚这些生物究竟是什么，这让她非常着迷。尽管人们从未观测到这种生物，但用于记录行驶船只所处水深的回声探测仪却探测到了它的存在。这个"海底幽灵"曾被误认为是一座沉没的岛屿，但学者们现在普遍认为，这确实是某种生物。到了晚上，这种生物会黑黢黢地向海面浮升。而到了黎明时分，它又潜回到光线难以穿透的大海深处。

卡逊也和同时代的人一样，并不清楚这些神秘的夜间生物究竟是什么。有人认为它们可能是数以亿计的虾群，还有人认为是大量的鱼群或乌贼。卡逊在演讲的结尾断言："这个谜团的答案可能很快就会揭晓。"事实证明，卡逊是对的。

1995 年，海洋研究员黛博拉·斯坦伯格 (Deborah Steinberg) 第一次夜间潜水，她从船上一跃而下，潜入了约 4000 米深的黑暗海域。令她惊讶的是，她发现自己进入了一个完全陌生的生物群落，那里有形形色色的生物。这次经历对斯坦伯格产生了深远的影响，促使她重新规划了自己的职业生涯。25 年后的今天，她仍然认为那次经历是她人生中重要的转折点。

与陆地上的夜生活一样，夜晚的海洋也充满了人类难以察觉的奇妙活动。每天晚上，数万亿的微型生物（浮游动物）从海底浮升约300米到达海面。与此同时，数百万的磷虾、鱼类幼虫、桡足类动物和海鞘也加入了这个队伍。这是一场浩大的夜间迁徙（约有100亿吨的生物参与其中）。

浮游动物之所以在夜间迁徙，是为了能够安全地进食，这一过程也被称为"昼夜垂直迁移"（DVM）。夜间，浮游生物不仅可以捕食生长在海面的微型水生植物，同时也能避免被游弋的鱼类吞食。直至现在，科学家们对这种浮游动物的夜间迁徙及其影响都知之甚少。我们所了解的仅仅是：这些生物按照种类和大小组织集群，一同迁徙，并在特定的时间进行一系列精确的上浮和下潜活动。在此过程中，它们所需的有机碳来自浮游植物进行的光合作用，产生的粪便也会沉积在海底，时间长达上千年。海洋学家认为，正是基于这种蔚为壮观的夜间迁徙，地球才不会像有些星球那样炎热。但同时他们也担心，人类过度捕捞、夜间强光对海面的照射、气候变化和无法预料的其他因素会打破这种微妙的生态平衡，造成难以预见的灾难性后果。

我正考虑要不要在斯坦伯格夜潜时，我的姐姐——一位出色的潜水员——不经意间提到了她的夜潜经历。

她感叹地说："太神奇了，那是一种完全不同的体验。人们大都认为，大海深处一片漆黑，所以夜间潜水和白天潜水没什么两样。但事实并非如此，夜间潜水所看到的景象与白天看到的大不相同。"

我问："哪里不同呢？"

她答："在潜水手电的照射下，一切都显得更小一些。你可以近距离接触各种微小的海洋植物和动物。它们显得更高冷、更孤僻，还有些怪异，但是又十分淡定，好像在冥想一样。当你全神贯注地观察这些小生命时，就会把溺水、缺氧和迷失方向这样可怕的事情置之脑后。"

她建议我夜泳，随后又说夜泳比夜间潜水更有挑战性："夜间潜水面对的是空荡荡的大海，无边无际，有很多事情可以分散你的注意力。然而，夜间游泳也很让人兴奋。你应该去试一试"。

我十五岁那年的一个晚上，我刚换上睡衣，一个朋友就来敲门，硬拉着我和她一起去"探险"。

"只能你陪我去。"她说，"别人都怕惹麻烦，但你……你不怕惹麻烦。"

"要我干什么？"我好奇地问。

她笑着说："什么也不用干，跟着我就行。"

我跟着她来到邻近的一条街道，路边的大房子矗立在岩石花园中，门口停着豪车。

她把手指放在嘴边轻嘘，指了指那座最大、最宏伟的屋子，然后又指了指隔壁的房子，我俩的朋友简就住在那儿。当时，简一家人去度假了，院子里漆黑一片，窗帘紧闭。我俩蹑手蹑脚地走到房子侧面，穿过一道门，进入她家的花园。

我一时感到困惑，我们该不是要私闯简家吧？周围一片黑暗，我突然找不到我的朋友了，她在哪里呢？

随后，我听到她翻过栅栏的声音，接着是"砰"的一声，她跳进了隔壁的花园。我紧随其后，翻过栅栏，见她褪去了衣裙，纵身跃入一个巨大的游泳池里。

池水温暖舒适，我们在一片黑暗中畅游了几个小时。随后仰头浮在水面，凝视着天空中的满天繁星。那一瞬间，我们觉得自己无所不能。接下来的一周里，我们每晚都会去那个泳池。在一片漆黑中裸泳让人感到自由自在、平静安详，又兴奋异常。等简和她的家人度假归来，我们午夜游泳的活动也宣告结束。

几十年过去了，那是我唯一的夜游经历。但如果在海里夜游又会怎么样呢？想到这儿，我已经感觉到夜晚的我在跃跃欲试。我能做到吗？

一周后，我的朋友凯特给我发来短信，分享了她晚上在海里游泳的体验。她把这种体验叫作"体感"，她称这种"体感"增强了她对自己身体各方面机能的认识，让她对"通过感觉来认识自己"产生了"绝对的信任"。她详细描述了自己是如何游向大海的：首先默数六十下，然后再判断是继续游还是折返。她写道："这不是一场计时赛，这是关于感知和集中注意力的测试。夜游的重点不在于观察海面和天空的颜色和景象，而在于感受海水的浮力、漩涡、水流和波浪的运动。我能感觉到退潮和涨潮，也能感觉到潮水的流速。从海水的流动中，我体会到了列奥纳多·达·芬奇画作里湍急的水流。"

她说，很多人都觉得她疯了。然而，她觉得最宝贵的是邂逅了某种前所未有的体验，以及身体变化的感觉。她的身体变得既无比强大又极度敏感。她接着说："我喜欢那种快感，我知道自己做了一件极具挑战但一点儿也不愚蠢的事，这样随性的举动让我觉得由衷地兴奋。"

几天后，我遇到了一位来自布莱顿（Brighton）的老妇人，她告诉我她也常在月圆之夜游泳。后来还有一个苏格兰朋友说她也是一年四季都会夜游。突然之间，我感觉在夜间游泳好像是件十分正常的事。但我不知道为什么我这么害怕。我这是怎么了？

很长一段时间以来，我一直想等大家晚上睡了后去海边散步。

我被蕾切尔·卡逊描述的夜晚海滩诱惑着——那是一个完全不同的世界，在那里，黑暗屏蔽了白天的纷纷扰扰，让人更加关注基本的现实。卡逊将夜晚的海滩描述为"仿佛回到了人类出现前的远古时代，那里一片黑暗，听不见人声，只能听见风吹海浪拍打沙滩时发出的声音，悠远绵长"。对卡逊来说，这是令人茅塞顿开的时刻，一种奇怪的感觉涌上心头，她好像从未像现在这样了解海洋，一下子就抓住了"大海的本质"。

黑暗再一次让人心头一亮。卡逊的话又一次让我明白，因为被困在光线、睡眠以及安全的室内环境中，所以我无法体验所有生命的经历。

于是，一天傍晚，我驱车十几公里来到最近的海滩，坐在石头上，直到夜幕降临。不久，最后一个遛狗的人也走了，天空一片漆黑，我开始起身散步。我穿着靴子踩在石子上嘎吱嘎吱地走了不到五分钟，才意识到我并不是一个人。我周围还有好多人，我听见他们从布满页岩的岸边滑下，还听到他们的靴子踩在石子上的声音。他们一言不发，不知道是从哪儿冒出来的。在天空的映衬下，我能看到他们的轮廓，他们弯着身子挪动、摇摆，好像在拖拽着什么。我听到叮叮当当的响声和奇怪的咒骂声，都晚上十点了，他们怎么还在这里？他们在做什么？我突然感到害怕。我不想独自和陌生人在海边，尤其是男人。

我打开手电筒，向暗处照去。黑暗里到处都是人，有人在搭帐篷，有人在收鱼竿和鱼线。我有些害怕，我到底在这里做什么呢？

这不是卡逊描述的那个荒凉空旷的海滩，而是一片布满岩石的英国海滩，伊斯特本（Eastbourne）的霞光照亮了这片海滩，这里没有任何"原始状态的黑暗"。我飞快地跑回车里，觉得自己又渺小又愚蠢。

可是卡逊却在催促着我走出去。我读过她对大西洋沿岸的描述，如痴如醉。她在给朋友的信中写着："大量的浪花和噪音……最令人兴奋的是午夜时分……为了充分领略黑暗的狂野，我们关掉了手电筒，然后真正的刺激开始了……海浪中满是钻石和翡翠，一打一打地丢在潮湿的沙滩上……"

所以，别管那个海滩是不是属于渔夫们的，想着这是一个以岩石滩涂闻名的沿海地区就行了。于是，在十月份一个没有月亮的晚上，我和布莱尼（Bryony）拿着紫外线手电筒就去了，想要寻找卡逊笔下的"钻石和翡翠"。

我们必须在一片漆黑中下几层台阶才能到海滩上。借着手电筒微弱的光线，我们小心翼翼地走下台阶。我们觉得自己像是非法闯入者，仿佛随时会有海岸警卫队从黑暗中跳出来质问我们在做什么，或者指控我们从事非法活动。显然只有走私和非法捕鱼的人才常在夜晚出没。

海滩上空无一人，一片漆黑，只有远处一座灯塔在闪烁。除了海浪拍击的声音和皮靴下鹅卵石的滚落声，什么也听不见。我们穿过碎石滩，关掉了头顶的手电筒，来到海边的岩石滩。这里有数不清的岩石，上面铺满了湿滑的墨角藻。我们摇摇晃晃、跌跌撞撞地踏在海草上，跨过礁石和裂缝，蹚过海水的涓涓细流。然后我们蹲下来，把手电筒的蓝光对准了一汪海水。在黑暗的灯光下，我们看到了数以百计的螃蟹，它们的壳是淡绿色的。海葵发出绿色、紫色、蓝宝石色、鲜红色的荧光，向我们挥动着它们的触须。每一汪海水里都有霓虹的碎片、半透明的虾和鲜红的水草。突然间，我们看到了宝石般的裂缝、彩虹般的光芒、磷光般的棱镜宝藏，这个奇妙的新世界让我们兴奋、着迷、无法自拔。我们跟跟跄跄地走来走去，对着每一片阴影和色调、每一只斑斓的螃蟹、每一种奇特又跳动的海洋生物赞叹不已。所有的这些都在黑暗中因为紫外线手电筒的照射而变化着。

然后布莱妮让我弯下腰，把耳朵贴在岩石上，"听……你能听到吗？"

我凑近一个布满藤条的裂缝，听到了里面传来噼里啪啦的声音。

"那是吸附在岩石上的帽贝挣脱岩石，然后又再次吸附在岩石上发出的声音。"

我渐渐地听得入迷了，一只耳朵里波涛汹涌，另一只耳朵里则充斥着无数帽贝发出的噼啪声。

卡逊说的没错，只有在午夜的黑暗中，才能真正领会到大海的精神。

十月底的一个晚上，我终于鼓起勇气到英吉利海峡里游了一次泳。马修和我开车去了离我们最近的海滩，以前隆冬的时候我在那里游过。我并不害怕寒冷的冬天，但黑暗、汹涌的波涛却让我有所顾忌。马修不愿意下车，但是他答应我，如果我溺水了，他会来救我。

海滩上刮着冷风，荒无一人。没有月亮，也没有星星，天空漆黑一片。海浪大得吓人，听起来就像大树在被一棵接一棵地砍倒。我看见汹涌的海水不断地涌上岸，一望无际的黑暗在缓缓移动，海浪不停地拍打在礁石上，泛起泡沫，然后又将沙子和石块卷回大海，声音巨大。我想象着自己被海浪击打，卷入大海，从此消失在黑暗中。

我打开手电筒，照在水面上，但手电筒的光束几乎照不到任何东西。如果我被海水淹没，马修怎么可能找到我？

"你不能去。"他摇了摇头，"海浪会把你打翻，我什么也看不见。"

我用听起来非常失望的语气答应着："好吧。"我肯定是应该失望的，但我这辈子从来没有这么宽慰过。我踏着轻盈的脚步，离开了荒凉孤寂的海滩，像泡沫一样漂浮在黑色的空气中。

在清晨的冷光中，我这么快就妥协了，这不禁让自己都瞧不起自己。所以在下一个满月的时候，我又和伊莫金一起来到了海滩上。她怕冷，不愿意和我一起游泳，但同意坐在岩石上看着我。如果看不见我了，她就会打电话求救。这次潮退了，空气很平静，海面上泛起银色的涟漪，一点儿也不像上次那样。

我走进水里，海水泛着泡沫，像啤酒沫一样打着转儿。脚下的水寒冷刺骨，但真正让我担心的是周围一眼看不到尽头的黑暗，一直延伸到地平线那儿。不过，在我头顶上是明亮而优雅的圆月，所以黑暗就没那么让人害怕了。我不再担心会被无形的触手吸入海底，也不再害怕被看不见的鲨鱼钳住。我被月亮吸引，痴迷地想着月亮上蓝色的洼地和火山口的样子，陶醉于月光洒在水面上的斑驳光影。

我越游越远，直到沐浴在银色的浪花中。水在我的皮肤上愉快地打着转，柔软的沙子在脚下起起伏伏。空气中有海藻的味道，长长的卵石沙滩像一块亮片丝绸。我原本以为会有的恐惧感和孤独感并没有出现。相反，奇怪的是，我感觉有人陪伴着我。当然伊莫金是在陪着我，我能听到她在岩石那儿喊叫的声音。还有一点特别的，就是月亮。月亮似乎在看着我，见证着我的探险。

我知道这充盈的月光抚慰了夜晚的我。不过，我觉得月亮带来的不仅仅是光明，我无法用语言来形容这微妙的感觉。我明白了并不是每件事都应该说得清、道得明，之前那些夜间的旅程告诉我，世界上总有一些我们理解不了的事情。当我漂浮在朦胧的月光中，我不再想着去理解、掂量和认知。当然，解释清楚一件事可以消除由此引发的恐惧，但过多的解释会削弱某件事蕴含的力量和神秘感。

游完泳，我用毛巾把自己裹起来。这时候，伊莫金问我："你晚上一个人在海里是什么感觉？"

我回答："感觉很神奇。"突然，我感到一丝寒意，又有点儿茫然，还带着破茧成蝶的骄傲。

恐　惧

我知道，这绝对是同一个女人，因为她总是蹑手蹑脚的。
在白天的阳光下，大多数女人可不这样。

——夏洛特·帕金斯·吉尔曼，《黄色墙纸》，1892 年

小时候，我觉得黑暗里充满了各种刺激。我们会关掉灯摸黑玩沙丁鱼游戏；戴上眼罩玩盲人摸象游戏；万圣节的晚上在漆黑的街道上游逛；在篝火之夜手拿烟花棒，挥舞着四处奔跑。

但是，有一天晚上发生了一件事，让我开始反思天黑后该怎么表现、怎么穿着、怎么行动。那年我十四岁，我打算晚上七点夜幕降临后到镇那头的朋友家做客。那条路是我常走的，所以我并不觉得害怕。那天晚上的场合有点特别，于是我决定涂点口红，穿上新裙子。裙子的裙摆在我膝盖上方好几英寸，不过也不算太短。可当我走到厨房向父母道别时，父亲却一直盯着我看。

他说："你不能就这样出门。"

我回头望着父亲，一脸困惑。"为什么不行？"

"因为你看起来……"他停顿了一下，仿佛在找合适的形容词。

"怎么了？"我感到很困惑，心中有点不快。我很喜欢那条从旧

货市场淘来的新裙子，红灯芯绒的面料和我的口红颜色很搭。涂上口红后，我感觉自己整个人都变得精致又迷人。

"你这样有点轻浮。"他停顿了很长时间后说，"人们会认为你是一个……"

"你应该擦掉一些口红。"妈妈建议道。

"还有你的裙子……"父亲嘟囔着，"太短了。"

"我可不是一个轻浮的女孩。"我反驳道，愤怒随着泪水瞬间一起翻涌上来。

"你当然不是。"父亲表示同意，"但现在是晚上……你必须要多加小心。"

从那一刻起，我意识到熟悉的小镇对我并没有那么安全和友好。我明白了，白天能穿的衣服晚上是不能穿出去的。独自一人走在黑夜里，反倒会暴露在其他人的目光里，这样很容易遭受非议，甚至被侵害。为了避免危险和谴责，我决不能引人注目。我必须要变成一个微不足道、无关紧要且举止得体的透明人。

尽管夜晚的城市灯光闪耀，人群熙熙攘攘，但少有女人喜欢在晚上的城市街道上闲逛。像查尔斯·狄更斯笔下描述得那样怡然自得地在晚上散步对女人来说根本不可能。在最新一期《卫报》上，一位男性作家建议大家可以轻松自在地在晚上走走逛逛，对女人来说这是不现实的。相反，女人们要是晚上出门，就得时刻昂着头，眼观六路，耳听八方，钥匙紧紧攥在手中，心也会不由自主地怦怦直跳。你很难把这叫作"散步"……这更像是在小跑，汗流浃背，惊恐万分。

不过，人们内心里还是渴望能晚上在城市里散步。艺术家海伦·弗兰肯特尔（Helen Frankenthaler）在1957年写给友人的信中说："在纽约，晚上九点，我安静地漫步在麦迪逊大道上。莫名地，那竟象征着我对自由的向往。"我们每个人都有这样的幻想，确实也有少数女性这样做了，但很少有人独自行动。每当想要在夜晚用脚步丈量这座城市时，我会邀请女性朋友同行，谁会不想好好感受一番夜晚的城市呢？

父亲去世后的十一个月里，我一直想晚上去一趟教堂。我约了三位朋友与我一起沿着一条古老的安葬路线散步，这条路线将八个历史悠久的教堂连成一条线。十一月的晚上，夜色朦胧，我们从伦敦市中心一座15世纪的教堂出发，途径圣保罗大教堂，一直走到特拉法加广场的那座教堂。苍白的灯光照亮了教堂的石壁，在月光的映照下竟变成了金色，城市在沉睡，我们沉浸在寂静的氛围中。

我自己也不明白，明明所有教堂的门都紧闭着，可我还是想要沿着一座座教堂走一圈，这种冲动到底从何而来？朋友们认为我们应该白天再来一趟，在阳光下探索这座城市，但我更喜欢黑暗中若隐若现、外墙雪白的教堂。我喜欢安静而空旷的城市，喜欢让人自在放松的教堂。圣保罗大教堂在一束斜射的聚光灯的照耀下，影子被拉得长长的，仿佛是从黑暗中飘浮出来的一样。而像圣布莱德教堂、丹麦圣克莱蒙教堂、卢德盖特内的圣马丁教堂以及西边的圣邓斯坦教堂这样的小教堂则安静地矗立在一片昏暗之中，仿佛在沉睡。我们试着拧了拧教堂的门把手，但打不开，所有的门都紧锁着。

在这条线路的尽头，灯光变得明亮起来，人越来越多。看来，我们离伦敦西区越来越近了。这里的霓虹灯昼夜不停地闪烁着，熙熙攘攘，热闹非凡。摄影师朱莉开始回忆起在暗房里洗照片的日子。

朱莉告诉我，尽管自己喜欢胶片的质感、氛围感和光感，但她现在也只用数码相机来拍照。

"数码相机更简单、更方便，也便宜得多。"她说："但我很怀念在暗房里度过的那些日子，我怀念那种神秘感。当然，我知道冲洗照片不过就是用化学制剂显影而已，可还是觉得这个过程散发着无与伦比的魔力。"

我只在电影和书籍中见识过摄影师的暗房，看上去很浪漫、很吸引人的样子。但朱莉认为，这些描写根本没把暗房到底是什么写清楚，或者说没把暗房能给我们带来什么说清楚。

"黑暗才是最根本的。"她解释道，"没有黑暗，就没有照片。进入暗房时，你根本不知道最终会得到什么，所以你的期望会被无限放大，可能带来失望，也可能带来惊喜。多年来，摄影技术一直有赖于黑暗，暗房实际上是一个转化之处，一个魔法之地。"

过去，对女性摄影师来说，暗房就是弗吉尼亚·伍尔芙赞颂的"真正属于自己的空间"。这是一个可以合情合理把门锁上的黑暗之处，因为任何一丝光线都会毁掉正在冲洗的照片。而这也是一个女性可以完成自我蜕变的地方。对于许多人来说，它就是一座避风港。

先驱摄影记者玛格丽特·伯克·怀特上学的时候，借用过一位男士的暗房完成一项作业，这个经历激发了她想要成为一名摄影师的愿望。而对安妮·莱博维茨（Annie Leibovitz）来说，暗房是一个几乎可以称得上是精神自留地的地方："我爱上了暗房，在暗房里待得住是摄影师的必修课……这很吸引人，我可以整晚都待在里面不出来。"

其实很多时候，暗房里只有在晚上才真正是没有一丝光线的。

因此，摄影师经常会在那里度过漫长的无眠之夜。没有人干扰，安全无忧，整个显影过程透着一种难以言表的艺术性和神秘感。

"现在大多数人都负担不起暗房了。"朱莉补充说，"我们不能再亲身体验在暗房里洗照片这个神秘的过程了。不过，我们还是能从照片里看出区别，在暗房中用胶片冲洗出来的照片极具质感、光感和柔和度。比较而言，数码照片确实不太一样。"

我们走到了皮卡迪利广场，刺眼的灯光，拥挤的人群，整条路被堵得水泄不通。没有了黑暗的庇护，我们离那些矗立在黑暗中抚慰人心的教堂越来越远，来到了伦敦的"数码"天堂。我们仿佛走出了一张在暗房里冲洗出的照片，走进了科技感十足的镜头里。

尽管城市的夜晚潜伏着各种危险，有时候是真的，有时候是想象出来的，可女人们还是会被光怪陆离的夜晚吸引着。弗吉尼亚·伍尔芙发现伦敦的夜晚极为迷人，令人惊叹。她喜欢那些明亮的窗户和漂亮的路灯，"矩形的灯框散发出温暖的红黄色光，远处街灯的亮光好像低矮的星星在炙热地燃烧，在夜色中形成了一座座漂浮着的光影小岛。"

阿娜伊斯·宁（Anaïs Nin）在描写巴黎时也表露出类似的狂喜和兴奋之情："我走出门……踏进黑暗之中，仿佛走进了一场感官盛宴。我谁也不认识，走走停停。突然，我听到一个男人的声音，我觉得自己肯定曾经爱上过他，可他却消失在了人海。神秘的蓝绿色灯光时隐时现。"为了能沉浸在这感官盛宴之中，宁经常不穿内衣走在路上。她称之为"一无所有地行走"或"赤裸裸地行走"，还说这让她感觉自己并没有被包裹、被保护、被净化。

和伍尔芙一样，宁也酷爱光亮："我的眼睛追着光，有街上粗陋的人造光，还有夜晚药店的灯光……街道上的汽车亮着灯飞驰而过，地铁站内，红色的指示灯像飞镖一样订在黑暗的楼梯上……一片黑暗之中，我逐光而行。"

克拉拉·维维安也喜欢独自一人夜行在路灯里。"晚上，我会沿着泰晤士河堤行走，绕着半圆形的河堤，从威斯敏斯特桥走到黑衣修士桥，看着倒映在水中的灯光随波晃动……我不停地走着，陶醉在河畔的美景里。"还有一位女作家西尔维娅·普拉斯，当她走在马萨诸塞州韦尔斯利的街道上时，感受到了一种独特而奇异的快乐，就像是穿过了一个"空旷的舞台"，街边的路灯都亮着，好似舞台上闪耀的灯光。她兴高采烈地写道："我感觉自己得到了原本只属于男人的自由，我愿意整夜就这样走。"

我很清楚，这便是人造光的魅力所在。我在城市中夜行已有三十年，如飞蛾扑火般痴迷于各种灯光，无论是商店的橱窗、街边的路灯，还是那些可以发光的广告牌。我经常会绕很远的路，目的就是为了离光更近一点。如果街道上没有灯光，我就会打开手机、手表或者手电筒，寻找光亮。但现在的情况和以前不太一样了，伦敦西区的灯光前所未有的明亮，甚至刺眼得令人难以忍受。显然，许多商店和加油站的灯光要比十年前亮了近十倍。我想知道伍尔芙、宁还有其他夜行的朋友看到如此耀眼夺目、令人眼花缭乱的城市中心会有什么感想。

我想，克拉拉·维维安一定会很喜欢这种感觉。对于维维安来说，即使是让人抓狂的经历也会让她感到兴奋异常。有一天晚上，她和朋友们走在路上，却被别人误认为是"女权主义者"。于是，她们一行六人被一群暴徒追赶和攻击。事后，维维安写道："尽管那次经历让我感到备受羞辱，内心很是恐惧，但逃跑过程中，甚至是在他们停止了追逐之后，我都感到无比兴奋……即使生活艰辛，也好过一成不变。"

维维安的描述让我想起了凯特琳·迈尔（Caitlin Myer），她也是一位城市夜行者。在迈尔十几岁的时候，她第一次在晚上漫步于巴黎街头。后来，她意识到"我很害怕，但是恐惧唤醒了我，激励着我。在黑暗中，我变得更强大，但也更不像我自己"。

母亲去世、急性子宫切除、婚姻破裂，面对一次又一次生活的重击，凯特琳·迈尔决定开始在城市中夜行。她在回忆录《擦拭》（*Wiving*）中将这段时期称为"斗争岁月"。

不管多晚，不管在哪儿，迈尔都会在晚上出去走一走。"人们总是提醒我，晚上一个人走很危险，但是夜晚的寂静可以让我平静下来，这感觉就好像我在与夜晚共享着一个秘密。在黑暗中，我与宇宙息息相通，体验到了真正的孤独感。"

迈尔曾在世界各地三十多个城市里有过夜行的经历，包括美国的旧金山、土耳其的伊斯坦布尔、西班牙的巴塞罗那和挪威的奥斯陆，她喜欢"酒吧关门了而人们还没起来去上班"的那段寂静时光。在这片沉睡的静谧中，她为自己找到了可以稍事休息的空间："我深吸了一口气，感觉我的气息在楼宇间咆哮，在肋骨间穿梭。"在城市夜晚的空间和秘密中，她偶然发现了自己的秘密。如此看来，她晚上出门散步时感觉很像朱莉所说的"踏进了暗房"——黑暗中，她慢慢看清了真实的自己。

然而，在迈尔的夜间旅程中，仍会出现男人的身影。他们对她动手动脚，撩拨她，在她面前比画着下流的手势，甚至还威胁她。但对迈尔来说，"床"反而更危险，因为她曾亲眼看到患有躁郁症的母亲躺在床上，被疾病剥夺了生命。当我们被困在内心深处时，逃离自己就会变得无比困难。因此，迈尔从不屈服于现实："我独自走在街上，承受着男人们的目光。他们的眼里带着欲望，还有些憎恨，我也许无法逃脱男人的魔掌。可那又怎么样？我不能因此而停下脚步。"

迈尔边走边拍照，她关注着那些细小的事物，包括斜斜的影子，商店橱窗里背板反射的光线。这些细枝末节让她的夜行变成了冥想，她说："拍照能让我专注于那些令人惊叹的美景。"通常走了大约 20 分钟之后，迈尔的注意力才从自己身上转移到周围世界，这时她才意识到这座城市多么不在意她。"我意识到自己有多不重要。"她解释道，"走在街头让我清醒地认识到自己在这世界上的地位。"

2015 年，迈尔开始在"照片墙"（Instagram）上发布自己的照片。令她惊讶的是，居然有女性粉丝纷纷跟帖，她们表示自己很喜欢迈尔拍的那些充满神秘感的照片，看到这些明明就在自己家门口却很少见过的风景，让她们感到欣喜。她们敬佩迈尔的勇敢。迈尔曾在十六岁时有过一次被强奸的经历。天底下最糟糕的事情发生在了她身上，而且是在白天。因此，她才能平静地道出："夜晚对我来说并不危险。它以最好的方式唤醒了我。"

我和迈尔一样"渴望自由"，而且我也想和她一样勇敢。于是，在某个清晨，我起床穿上衣服，斜挎着包，在凌晨四点出发了。迈尔说过："凌晨四点是在城市里漫步的最佳时间，也是夜晚最安静的时刻。"

一般情况下，我在这时醒来，会想要在这座城市里找到一片属于自己的小天地，大口畅快地呼吸新鲜空气。这时候，我就会裹着毯子坐在阳台上，看着狐狸偷偷溜进邻居家，在垃圾箱里胡乱翻找。而今晚，我要趁着夜色出门，突然觉得很紧张。我想起了屈指可数的几位女性朋友，她们曾以晚上在城市中闲逛为乐，痴迷于20世纪20年代格温·约翰描述的那种在巴黎街头和公园中散步的感觉。我想到了多萝西·理查森书里虚构的主人公米里亚姆·亨德森（Miriam Henderson）在20世纪30年代常常在午夜时分漫步回家。我还想到了那位和平朝圣者，她和迈尔一样都是最勇敢的城市漫步者。

和平朝圣者曾在夜幕降临之后，在最崎岖、最危险的街区行走。她经常睡在路边、公交车站或废弃的房屋里。她喜欢睡在干草堆上。除此之外，她最喜欢的休息之处是城市里的公墓，她形容那里"是睡觉的好地方……很安静……没有人会来打扰你"。无论是夜间漫步、露宿街头还是与无家可归的流浪汉彻夜长谈，和平朝圣者都从未受到过伤害。她说："我一直认为黑暗是友好的、令人安宁的。"

于是，当我走出家门的时候，脑海里反复回想着她的话。友好！平静！友好！平静！

在伦敦灯火通明又静寂无声的午夜里，我感觉自己是唯一一个活人。我转身走到一条繁忙的主干道，一辆自行车迎面驶来。令我惊讶和欣慰的是，骑车的是个女人。而在接下来的一个小时里，我看到的都是男人。其中一个身穿连帽衫，坐在台阶上，一边抽烟一边玩儿手机。还有几个独行的男人匆匆走过。他们是谁？他们要去哪里？这些夜行人激起了我的好奇心。罗伯特·路易斯·史蒂文森曾经写道："在漆黑的夜里，所有外出的人都怀着浪漫的情怀。"其实，我倒觉得没有那么浪漫，反而多了几分警惕。在这些昏暗的道路上，我满脑子都是好奇、疲倦和警觉。

有几个男人看起来像私人教练，他们背着背包，穿着运动鞋；还有几个西装革履，像是早起上班的人；有几个喝得酩酊大醉，摇摇晃晃地唱着歌。街上一个女人都没有。路过一家灯火通明的面包店时，我看到里面有两个女人正在从大烤箱里取出一盘松饼。我看了一眼手机，发现第一班地铁马上要来了，于是决定坐地铁前往伦敦市中心。我到了地铁站，在冷清的站台上等了半个小时，对面方向才来了一列车，里面空荡荡的，只有一个男人。地铁在站台上停了五分钟，我感觉稍微放松了一点儿，心跳也没那么快了。但当地铁驶出站台时，又只剩下我一个人在灯火通明的空车站里踱步，仿佛爱德华·霍珀（Edward Hopper）画里的人一样。男人们一个接一个地到来，他们中有一个拉着行李箱，两个提着公文包，还有一个提着背包。我仍然是唯一的女人。

我有点儿纳闷，难道就没有上夜班的女人们吗？清洁工、护士、护工……，她们都在哪儿？后来我发现，她们是不坐地铁的，她们一般乘坐夜班公交车，因为公交车更便宜，光线更亮，也更安全。

女人们在晚上不仅会选择和男人不同的通勤路线和交通工具，在行为方式上也会有所不同。研究人员在光线昏暗的街道上观察男性受试者，注意到男人们会有去抑制的倾向。研究人员认为，这些男人在光线昏暗的街道上更可能有反社会的行为，而在光线充足的街道上，可能会有人看到或警告他们，从而遏制这种行为。但当研究人员观察女性受试者时，他们惊讶地发现情况与之相反：女性在光线昏暗的街道上的行为举止甚至比在光线充足的街道上表现得更"端庄"。

然后，研究人员进行了第二项实验，观察受试者玩信任游戏时的表现。游戏先是在明亮的房间里进行，然后换到半黑暗的房间里。无论房间里的光线如何，女性受试者玩游戏的方式都是一样的，而男性受试者的游戏方式却因光线强弱变得不同。在光线不足的情况下，他们明显比在光线明亮的情况下更倾向于违反游戏规则。研究人员的结论是：在黑暗中，男性比女性更容易行为不端。

如何解读这一现象？这是因为性别差异使然，还是仅仅是一种社会条件反射？又或者反映了受试者的文化渊源？抑或是进化适应的结果？

最后，结论是："黑暗会降低男性的可信度，提高女性的可信度。黑暗会减少男性的亲社会行为，但会增加女性的亲社会行为。"这表明大多数女性并不认为自己天然地属于夜晚。为了不引起批评者的关注，女人们在晚上会尽力地表现得"乖巧"、顺从，尽可能不被看到，也不被发现。不然，则可能因此而受到伤害。

2021 年的一项调查证实了这一点：天黑后在自己家附近安静的街道上独自行走时，会有一半的女性感到不安全，而只有七分之一的男性会这样认为。天黑后在繁忙的公共场所独自行走时，会有一半的女性认为不安全，而男性仅为五分之一。天黑后在空旷的地方独自行走时，会有五分之四的女性认为不安全，而只有五分之二的男性会有这种感觉。

为什么会出现这种情况？为什么我们中这么多人会允许少数几个人侵占我们的时间、空间，甚至是生活？

女性要想在夜晚自由行走于城市之中，良好的照明状况必不可少。当我走在伦敦的街道上时，我注意到照明系统并不总是为了保护女性而设计的。灯火通明的商店是为招揽顾客；道路照明则是为了服务过往车辆；过度照明的区域让没有照明设施的地方愈加伸手不见五指。这就是夜间照明的悖论：你拥有的越多，你就越需要。照亮了一半街道，另一半就会突然显得漆黑一片。此外，光线充足的那一半街道会破坏我们的夜视能力，使没有照明的另一部分变得异常黑暗。

2018 年，奥雅纳（Arup）工程公司调查了照明与女性安全之间的关系，得出结论：大多数照明设计忽视了天黑后的弱势群体。奥雅纳公司认为，城市规划者觉得足够数量的照明就意味着安全，这是错的。不必要的照明或错误设置的照明设施在城市里随处可见，并且城市照明重点关注的是交通和商业，而不是行人。需要强调的是，人造光的照明效果应该仿照阳光（工程师称之为"渲染"），使女性能够辨别周围是灌木丛还是人影。

"我们当前的标准优先考虑照明强度，因为这很容易量度。然而，我们其实看不到路灯的光有多强，我们看到的是从周围的表面反射回来的光。"照明设计师杨贺（Hoa Yang）解释道。

奥雅纳公司的研究还发现，照明方式不当常常迫使女性和弱势群体彻底改变自己的习惯（例如，他们会选择乘坐出租车外出而不会步行），而其他人则干脆根本不出门。

我走在伦敦的大街小巷，有时昏暗，有时明亮，有时空无一人，有时又人头攒动。慢慢地，我开始明白是什么让我感到安全，既不是灯光，也不是巡逻的警察，而是其他女性朋友的存在。

城市中的夜行于我而言有利有弊。我喜欢畅想着女人们在夜色中随意闲逛，体验沉睡的大都市奇异而有趣的另一面。成千上万女性朋友的那些个夜晚我可以自由地回家，不用紧握钥匙，用不着应急电话，也不需要给家人匆忙地发送预计到达的时间，更不会紧张得心跳加速。但是，当没有光照的街道让人不由自主地感到恐惧时，我们怎么能够安心地享受城市的夜色，更不必说思考黑暗的意义了？

"我们需要更多照明设施。"一位激进的朋友说道，"我们的安全比黑暗或是飞蛾更重要，看看新加坡……"

她说得有道理。我曾去过新加坡，那是地球上最明亮的地方。

新加坡明亮得有些过头了，所以常常被列为世界上光污染最严重的国家。也是因为过于明亮，在那儿基本看不到天上的星星。新加坡政府最近将大部分路灯换成了 LED（发光二极管）灯泡，使这座岛屿变得比以往更加光芒四射。

新加坡到处都很明亮，因此人们普遍认为新加坡非常安全。根据女性危险指数，新加坡是世界上第二安全的国家。实际上，92%的新加坡女性认为在夜间散步是安全的，这使其成为全球最适合单身女性在天黑后外出的城市。

我也曾在新加坡的夜色中闲逛，被这座城市绚丽的灯光震撼。所有餐厅的招牌都有背光，所有的树上和树下都有灯，人行道和扶手也都亮着灯，墙上更是挂满了灯。一座座摩天大楼上闪耀着光彩夺目的屏幕、照明装置和灯光标志，这一切巧妙地倒映在水面上和镜子里。所有这些都如此华丽绚烂，看得我眼花缭乱。不过，在新加坡你是看不到星星的，也寻不到银河系的踪迹。

散步时，新加坡人从我身边走过，有的骑着挂满彩灯的自行车，有的踩着发光的旱冰鞋，还有的挥舞着闪光的宝剑。这座城市灯火通明，这里的居民身上散发着无穷活力，好像永远不用睡觉，或者像服用了兴奋剂一样。

在这场光影盛宴中，有为数不少的独行女性。她们或者坐在树下摆弄手机，或者漫步在灯火通明的小路上，或者在慢跑、在遛狗、在购物。她们用手机不停地自拍，一切都显得安全可靠，一切都令人心满意足。

但在这一切安全感的背后，却还有另一种说法：新加坡人是世界上睡得最少的人群之一。在一项针对 43 个最缺乏睡眠的国家或城市的调查中，新加坡排名第三，人们平均每晚的睡眠时间为 6.8 小时，仅次于东京和首尔（这两个城市也以"不夜城"的名号闻名于世）。而另一项调查也发现，新加坡人比其他二十个受访国家的居民睡得都要少。这会不会是因为人造光过多而导致的呢？

2022 年，研究人员发表了一项报告，揭示了光与睡眠之间的真相，令人称奇。研究表明，即使我们睡着了，光线也会穿透眼睑，潜入大脑，干扰到心脏，严重破坏人的新陈代谢。无论我们睡了多久，或者吃了多少褪黑素，夜光都会对睡眠产生影响。昏暗的灯光下（100流明，相当于欧洲 1 盏路灯的亮度）会对睡眠产生多方面的影响：人的入睡时间会变长；深度睡眠和快速眼动睡眠的时间变少；睡眠时，心率加快，心率变异性①变低，胰岛素抵抗②增强。

此前有研究发现：开着灯睡觉时，老年人更容易患上 2 型糖尿病，而在闪烁的电视屏幕前睡觉的女性更容易肥胖。2022 年的一项研究发现，反复暴露在昏暗夜光下的雌性小鼠比在黑暗中睡觉的小鼠更易早衰。令人担忧的是，研究人员认为：女性更容易因为光干扰而受到不好的影响。新加坡的乳腺癌发病率就与过度光照有关，有研究表明：新加坡是亚洲乳腺癌发病率最高的国家之一。

那么，从生物学角度来说，女性比男性更需要黑暗吗？我们无从知晓。我们只知道，无论是闪烁的电视，还是从窗帘缝隙中渗入的路灯光，夜晚的人造光皆会以隐秘而有害的方式影响到我们。

---

① 心率变异性（HRV）是指心跳周期之间的变化情况，它包含了神经和体液系统对心血管系统调节的信息，通过这些信息可以判断心血管疾病的情况并进行预防，可能是预测心脏性猝死和心律失常事件的一个有价值的指标。HRV 降低意味着交感神经张力增加，可能降低室颤阈值，属于不利因素；HRV 升高意味着副交感神经张力增加，可能提高室颤阈值，属于保护因素。——译者注

② 胰岛素抵抗是指由于各种原因导致胰岛素在促进葡萄糖摄取和利用方面的效率下降，机体为了弥补这种情况而分泌过多的胰岛素，导致高胰岛素血症，以维持血糖的稳定。胰岛素抵抗容易导致代谢综合征和 2 型糖尿病。——译者注

无独有偶，2019年的一项民意调查发现，居然有78%的新加坡人害怕黑暗。事实上，对他们来说，黑暗比孤独、封闭的空间或看牙医更可怕。而对于美国民众而言，害怕黑暗的人约为50%。这一巨大的差异表明，人拥有的光照越多，就越害怕黑暗。

在新加坡旅行的最后一个晚上，我参观了世界上唯一的夜间野生动物园。这个流光溢彩的城市里居然生活着夜间活动的野生动物，这让我觉得不可思议。夜间野生动物园实际上是一个营业到午夜的动物园。我到那儿的时候，看到周围皆是异常兴奋的孩子们，他们穿着带有发光后轮的鞋子，挥舞着苹果手机。在整个野生动物园之旅中，总能看到高高的柱子上挂满了彩灯，但时不时会有几秒钟陷入一片漆黑。我这才意识到自己是多么怀念夜色。我闻着夜晚的气息、潮湿的土壤和树叶的味道，听到昆虫的叫声和它们窸窸窣窣爬行的声音，还有一只蚊子在我耳边嗡嗡地叫着。一片漆黑之中，我的嗅觉细胞被唤醒了，耳朵重新打开。新加坡的光亮让我眼花缭乱，以至于其他感官都变得麻木，好像被遗忘了一样。

这也正是我们需要黑暗的原因。有了黑暗，生活才是完整的。黑暗中，人的所有感官才能协同工作；黑暗中，眼睛才能得到休息；黑暗中，失去的嗅觉、触觉和听觉才会恢复功能。

在新加坡，白天和黑夜几乎没有分别，无缝衔接地流转着。在这五天里，我仿佛生活在一个永恒的白昼之中，它的尽头不是遥远星辰的无限谜团，而是最大、最明亮的屏幕。嘧嘧作响、灯火通明的夜晚让我焦躁不安，精疲力竭。在经过最初的热忱美妙，体验了自由的夜行时光之后，我开始渴望看到黑暗天空的优雅和纯洁，渴望看到诱人的点点星光，体验难以捉摸的神秘感。我渴望看到高冷的月亮，在新加坡，即使是满月也不过是在光怪陆离的灯影里懒洋洋地挂在天上，显得不那么完整。我渴望黑暗中有朋友相伴的感觉，因为如果没有黑暗，这种感觉也会消逝。

　　每次回想起新加坡，我都会有缩进黑暗洞穴中的冲动，尤其是在我父亲一周年忌日即将到来之际。突然间，我渴望去地球上最黑暗的地方，让我和我的记忆永远被包裹在羽绒般柔软的夜色中。

启　示

遗憾的是，在欧洲人们只能想象到极夜的恐怖，
却无法想象在这片星光四射的天空下，
人的心灵是平静、清澈和闪光的。

——克里斯蒂安·里特尔，《一个女人，在北极》

十二月是最黑暗的月份。在父亲忌日前的五天，我登上了一艘开往北极圈的船，我即将在几乎一整天的黑暗中度过我生命中最阴暗、最恐惧的一天。

在寒冷的北极圈里，太阳既不会升起也不会落下，而是会从地平线下的天空穿过。因此，越往北走，光照就越少。在最北端，一天整整 24 个小时都会笼罩在黑暗之中。不过，我没有到那么北的地方。我来的这个地方每天会有三个小时的光照。

我带了一本父亲的诗集和一本名为《一个女人，在北极》的书。这本书是克里斯蒂安·里特尔撰写的回忆录，可以拿来催眠用。书中讲述了她独自一人在地球最北端的一个岛屿度过的一整年。那年的大部分时间里，她都处于一片漆黑之中。1933 年，里特尔把年幼的女儿留在了维也纳，而她自己则住在斯瓦尔巴特群岛上一间简陋的、与世隔绝的小屋里，专心照顾她的丈夫，猎人赫尔曼（Hermann）。

她一生中只写了这么一本书，这本回忆录一经出版就成了畅销书，至今仍然广受欢迎。无边的黑暗让里特尔印象深刻。后来，当她在维也纳的家因失火被烧得一干二净时，她异常平静地站在旁边目睹了那一切。她给旁人解释说：她之所以这么镇静，是因为极夜教会了她什么重要、什么不重要。

这次旅行，我们历时三天穿越了波澜壮阔的北海。船在波涛中颠簸起伏，在小小的客舱里，没什么能放稳，一路上不是这个掉了，就是那个倒了，丁零咣啷个没完。船上分发了一次性呕吐袋，船员们喜欢叫我们"探险家"，在这段旅程中，许多"探险家"面色苍白，痛苦地呻吟着想要下船。然而，一旦上了船，就只能迎着半明半暗的阳光一直向前走，别无选择。空无一人的甲板上风很大，我站在那儿张望，想寻找鲸鱼的踪迹，却只能看到无边无际的大海。时不时地，石油钻井平台在雾气中若隐若现。我憧憬着即将到岸的生活，远离朋友和家人，在风雪交加的暗夜里度过好几个礼拜。

一位曾经在钻井平台工作的同船旅客给我描述了在那儿工作有多么危险。工人们必须身着重达一吨的潜水服，乘坐直升机才能到达钻井平台。他告诉我，虽然大家都以为男性是海上石油开采工作的主力军，但实际上这项工作的后勤保障人员通常都是女性。

他撇了撇嘴说："你可千万别觉得他们可怜，他们的工资可高着呢，而且漂浮在海上的生活也没那么糟。虽然在那儿不能喝酒，但是有电影院和健身房可供娱乐。在那儿工作的人会建立战友一般宝贵的情谊。"

当人在困境里聚在一起时，更容易义结金兰。这种艰苦环境下结成的友情让我想起了我在夜晚的我身上看到的那种相依为命的本能。自古以来，大家就认为人在晚上会比较脆弱，因此就更倾向于在天黑后交朋友。此外，这么做还有一些实际的原因。人聚在一起，可以互相壮胆，不必时刻保持紧张，也会感到更安全。

每天晚上，我都会在船上走走，抬头仰望璀璨的星空，感受海风轻拂着脸颊。这时候，舷梯上一般都会亮起灯。

但船头却是一片漆黑。那里是最阴暗的角落，没有一丝灯光，所以在那儿可以清楚地看到北极光。不论我绕着船走多少圈，这个角落始终让我心生恐惧。我总是害怕有人会从背后悄悄靠近，猛地把我推下船，让我淹没在波涛汹涌的大海中，被遗弃在那里，无人知晓。

在父亲忌日的前一天晚上，我做了一夜噩梦，梦里冷得刺骨，发生了泰坦尼克号般的沉船事故，黑黢黢的海水仿佛马上就要把我淹没。我从睡梦中惊醒，拉开窗帘，透过舷窗向外看。夜空清澈，繁星闪烁，宛如一双双明亮且充满期待的眼睛。一轮残月缓缓飘过，我凝视着远方，期望能瞥见绿色和紫色的极光。船身在风中摇摇晃晃，最后我又慢慢坠入了梦乡。

一觉醒来，黑夜已变成白昼。天空呈现深邃的靛蓝色，地平线上晕染着淡淡的粉金色。窗外海浪的泡沫拍打着船帮噼啪作响。前方群山耸立，闪耀着苍白却耀眼的光芒。

过了一会儿，船靠岸了，我下了船，朝一座小山走去。我穿着带冰爪的靴子，踩在冰面上发出嘎吱的声响。稀薄的冷空气舒缓了我胸口的压迫感，让紧绷的神经得以放松。我抬起头，眼前的一幕令我惊讶不已。在过去的四天里，我只看到了海鸥在空中飞来飞去。而此刻，在我头顶盘旋着的竟然是一对悠然自在的老鹰。这让我有点儿不相信自己的眼睛，不由得向一位过路的行人询问，那是否真的是老鹰。路过的行人回答："是的，那是挪威鹰。在这个地区很常见。"

我笑着谢过他。我没有告诉他：其实，这些并不是一般的挪威鹰，它们是我父亲的精神化身，是来安慰和鼓励我的。

那天晚上，客舱外传来呼喊声：北极光！北极光！

我飞快地穿上外套，戴上手套，蹬上靴子，向船头奔去。船上的灯已经熄灭了，过道里一片漆黑，熟悉的环境变得陌生而诡异。有阴影从角落和缝隙中投射过来，仿佛要将我吞噬。周围一片漆黑，只有狂风在耳边呼啸。我转向船头，但风力强劲，将我猛地推向后方。我只好抓住结冰的扶手，艰难地向前迈进。甲板上结了冰，走在上面不断打滑，金属栏杆也冷得刺骨，寒气穿过手套渗透进我的手指里。

最后，我顶着狂风，寻到了一个避风的地方。甲板上，旅客们紧紧地挤在一起，靠在船帮上，指着天空。我本以为能看到像《国家地理》(*National Geographic*) 杂志上那种霓虹般绚烂的光彩——翠绿色和紫色交织在一起。然而，眼前的北极光并不是那样的。一条弧线淡淡地挂在天上，像是一条看不清颜色的光谱带，缓慢优雅地舞动着。

一位女士愤愤地说："这不就是一朵云嘛！一点儿不像照片里的那样！"她跺着脚走了，又冷又气地哆嗦着。

我倚靠在甲板上，注视着这奇幻而缥缈的光，它只有在深沉的夜色中才会显现出来。我的双眼逐渐适应了周围的黑暗，察觉到天空中的光线略带绿色，它舞动着，摇曳着，仿佛一条轻盈的丝巾在空中翻飞，荡起层层涟漪。

白天的时间越来越短，光线渐趋昏暗。每天晚上，我都会走到空无一人的甲板上，双手紧握着栏杆，双脚在冰面上轻轻滑过。当我仰望天空时，寒风凛冽，仿佛要刺穿我的喉咙。这里的星星似乎更加璀璨，仿佛触手可及，就像悬在我的头顶上一样。夜晚的仙后座如同一顶璀璨的王冠，为我加冕。黎明时分，北斗七星清晰可见。

星星似乎变得更大、更近，而且更亮、更多。我想躺下来仰望星空，但甲板就像玻璃一样，又冷又滑。于是，我努力伸着脖子望向天空。

后来，马修发信息告诉我：并不是星星离得更近！很明显，你仍在海平面上。但是，黑暗的环境会让星星看起来更加明亮，就是这样……

的确如此。

我们越往北走，天气就越冷，极光也变得越显眼，越引人注目。在我看来，极光是黑暗的礼物，它那柔和的绿色让人为之着迷。极光犹如天际的聚光灯，宽阔的光束在夜空中扫过，形成高耸的亮色弧线，一会儿盘旋到山的后面，闪烁着星星点点的光芒；一会儿短暂停留，漂浮在那儿，然后消失得无影无踪。

夜间出现的极光更令人兴奋。当船上通知出现极光的时候，我们大多数人都已经上床睡觉了。于是大家便会飞快地从床上跳起，着急忙慌地套上衣服，匆匆跑到甲板上。有人只戴了一只手套或只穿了一只袜子就跑出来，也有人睡衣裤腿从大衣下面露出来，还有人歪戴帽子，围巾耷拉着，却在手里紧握着相机和三脚架。有些人把相机对准天空，一边抱怨着北极的寒风，一边草草拍完返回舱内，步伐和来时一样匆匆。还有些人默默忍受着数小时的严寒，静静地仰头看着，手指逐渐冻得麻木了，脖子也又酸又痛。在极光之外，黑暗中闪烁着数不清的寒星，在无垠的蓝色夜空中昭示着希望。

天空如此生机勃勃，干吗还要睡觉呢？

随着时间的推移，黎明到来的时间也越来越晚。我们到达了特罗姆瑟（Tromsø），这座城市被誉为"通往北极的门户"。在这里，太阳既不升起也不落下。虽然早晨有薄纱般的粉红色和蓝色光亮，但一天中的大部分时间都是漆黑一片。最终，我们到达了北角（North Cape），欧洲的最北端。这里没有阳光，极地里漫漫长夜会持续两个月，我计划穿着雪鞋徒步旅行，尽情享受每天宝贵的三小时亮光。

在即将离开伦敦的时候，我和一位作家约了一次晚餐，这位作家曾经在斯瓦尔巴特群岛待了一季。想到马上要一直被黑暗笼罩着，我有点担忧。我一边向她倾诉自己的感觉，一边跟她说我买了一盏SAD灯和超大剂量的维生素 D。我问她：我会不会感到抑郁？如果没有了明亮的晨光，生物钟会不会紊乱，导致我睡不着，那该怎么办才好？

她告诉我："我在那里度过了一整个夏天。24 小时都是白天，没有夜晚。"

我皱了皱眉，思索着永恒的光明与永恒的黑暗究竟哪一个更令人生畏。我曾经有一年夏天在挪威待过一周，那段时间，我基本上一觉就会睡到半夜，在凌晨四点醒来。那时，破晓的晨光犹如刀刃般锋利，直接照进卧室，刺痛我的双眼。

她轻描淡写地说："身体会逐渐适应任何状况。我更喜欢 24 小时的阳光，我可以写上好几个小时不停笔。我睡得不多，好像也不需要睡那么多。"

我轻声嘀咕着："嗯，可那是夏天。"我心想，虽然我在学着享受夜晚的黑暗，但我觉得自己恐怕不会乐意白天也伸手不见五指。

　　她笑着说："哦，你担心自己会变成雷尔人。"克里斯蒂安娜·里特尔把斯瓦尔巴特群岛的猎人叫雷尔人。这些极地猎人在孤独和黑暗中逐渐丧失了对现实的感知能力。他们中的许多人后来选择跳入冰冷的大海，结束自己的生命。里特尔刚开始踏足这片永恒的黑暗时，也曾差一点儿精神崩溃。她曾写道："他们（我的丈夫和他的朋友卡尔）一度认为我已经疯了……他们严密监控着我，不允许我离开他们的视线，并且经常禁止我踏出家门。"

　　我轻轻点头，想象着里特尔当时的症状。在经历过七十八天的黑暗后，她曾写道："我们的肤色变得黄而暗淡，就像在地窖中放了很久的植物，皮肤也变得松弛而干瘪。卡尔的脸色变得极其苍白，眼神越来越黯淡。"里特尔解释说，人待在寒冷的冬夜，大概都会这样。

　　在欧洲的最北端，狂风肆虐，卷起厚厚的积雪，在荒茫的大地上，刮起一阵甜甜的风。我们穿过淡蓝色的薄雾，脚踏沉重的雪鞋，陷在深深的积雪中，朝着无边无际的远方一路向前。这片土地没有边界，一直延伸到天边。寒风冻住了我的脸颊，手指冻得没有了知觉，我只好不停地活动手指，怕被冻僵了。

　　正午时分，天边染上了末日般的淡黄色。不久，光线逐渐消逝，到了下午一点，夜幕悄然降临，天空呈现一片深邃的蓝色。此时，残余的光线从雪地和海面反射上来，为眼前的一切披上了一层晶莹的蓝色光辉，挪威人将这时称为"蓝色时刻"。这也是挪威风景画家最痴迷的时刻和色调，画家们必须抓紧时间，才能在蓝色消失之前将其描摹在画布上。随着冬季的推移，"蓝色时刻"的来临时间也在慢慢变化，每天都会比前一天晚到几分钟。十二月的隆冬季节，"蓝色时刻"大约在下午一点左右就降临，一小时后便会陷入黑暗。

而我现在就在最北端的角落。到了下午一点半，"蓝色时刻"已经过去，眼前一片漆黑，我迷失了方向。等回到船上，无尽的黑暗让我倍感困倦。此时，我只想上床睡觉。后来，一名挪威船员告诉我，这种情况十分正常，北极圈里的居民在冬天都会感到十分困倦。

然而，出人意料的是，一再有研究表明，和阳光灿烂的夏天相比，漫长的极夜往往更容易导致失眠和睡眠障碍。2011 年，有人调查了挪威北部一个社区居民的睡眠习惯，并与加纳的一个社区进行了比较。在加纳，一年四季都温暖如春。结果发现，加纳人的睡眠模式不受季节影响，而挪威人的睡眠模式则会随着季节的变化而变化。在寒冷黑暗的月份里，挪威人的精神和身体明显较为虚弱，失眠倾向加剧。虽然在这些月份他们普遍感到极度疲劳，可是却睡得更晚，且更难入睡，睡眠质量也更差。

为什么会这样呢？因为我们需要晨光来调整人的昼夜节律。这项研究表明，要是早晨没有足够的光线，人会更难入睡。人们往往会感到困倦，思维变得不那么敏捷。对于女性而言，这种状况还可能导致情绪低落。简而言之，我们的身体和大脑真正在意的并不是过多的黑暗，而是缺乏早晨的阳光。

晨光中的蓝光比例较高，能够照射到视网膜的背面，促使身体分泌皮质醇。这种激素有助于我们保持警觉，充满活力。此外，晨光还有助于抑制大脑分泌产生困倦感的褪黑素。

然而，自从这项研究发表以来，也有人质疑其结果，进而出现了一些与之结果相反的研究。有研究人员认为，之前报告的样本量过小。而且，我们生活的环境中充斥着大量的人造光，这使得对研究结果的解读变得比较复杂。此外，还有多种因素也会起作用，如海拔、温度、社交隔离、日常活动模式、受试者的年龄和性别等。尽管如此，人们普遍的共识仍然是：在24小时的黑暗中，人会感到更加困倦，但实际上睡得更少。就像里特尔在她的回忆录中所描述的那样："晚上躺在床上，既不疲倦也不清醒。"

鉴于人长期处于黑暗中会分泌更多的褪黑素，因此在这种情况下感到无精打采和更加困倦似乎是顺理成章的。但实际情况却更为复杂。在2017年的一项研究中，两名受试者在持续黑暗的环境中度过了十天。一开始他们会在早晨分泌较多的褪黑素，而到了晚上，褪黑素分泌量则逐渐减少。实验结束时，他们体内白天分泌的褪黑素和晚上分泌的一样多。

研究人员还在实验室里观察了长期处于黑暗中的啮齿动物。他们发现黑暗还会带来一系列其他影响，包括甲状腺功能减退（引发嗜睡、情绪低落、注意力不集中等症状）以及精子数量下降。此外，某些激素会出现枯竭现象，例如起到抗抑郁效果的下丘脑促甲状腺素释放激素（TRH）。这些啮齿动物很快就会表现出情绪低落和疲劳的迹象，明显不愿意活动。值得注意的是，雌性比雄性更容易表现出抑郁症状，这表明生物性别效应在此领域需要进一步深入研究。

同时，持续的黑暗环境对啮齿动物的海马体（大脑中与记忆和学习有关的区域）也产生了影响，导致这些动物出现认知障碍和记忆力衰退的情况。研究人员惊讶地发现，所有这些变化都发生在短短七天完全黑暗的环境中，因此他们得出结论：剥夺光照对发育期的幼仔和成年啮齿动物的大脑造成的影响是一样的，最终会导致神经系统受损、行为适应不良、生理机能失调以及认知能力下降。

值得注意的是，目前关于长时间光照或黑暗会带来什么影响的研究大多是动物实验，而动物出现的反应可能并不适用于人类。但是，不管怎样，人们还是普遍认为，动物和人类都既需要一定的光照，也需要适时的黑暗。

那么，处于延绵不断的黑暗之中，我会有什么感受呢？

我经常会想起那项关于加纳与挪威北部的比较研究，给我留下深刻印象的是：挪威人的睡眠会受到季节干扰，他们需要面对漫长的极夜，会感到非常疲惫。尽管加纳的光照和温度始终保持稳定，但加纳人中患焦虑症和抑郁症的比例却相对更高。

这说明，数据背后总是另有隐情。

那天晚上，我再次被极光吸引到了甲板上。

北海的海浪汹涌地拍打着船身，弧形的极光与海水交织在一起仿佛掀起了绿色的洋流。凛冽的风呼啸而过，甲板上挤满了旅客。大家举着手机，架着三脚架，在漆黑的甲板上挤来挤去。喧哗声、感叹声和咔嚓咔嚓的快门声此起彼伏。

和观赏极光相比，同行的大多数旅客似乎更乐意拍下那转瞬即逝的美景，然后修图美化，使照片更好看。这番人间仙境不仅适合拍照留念，还适合发布在社交媒体上与人分享。我没花心思学过拍摄技巧，所以对拍照什么的也毫无兴趣。因此，接下来的几个小时里，我一直蜷缩在船尾，冻得瑟瑟发抖，静静地欣赏着极光在繁星密布的夜空中缓缓舞动，完全不用考虑拍照角度、取景方位、对焦长短、发帖分享之类。我蹲在那儿，回想起以前晚上散步的时候，甲板上空无一人，波涛声在黑暗中激荡，肆虐的狂风呼啸着钻进我的耳朵。源自夜晚的我那些无知的想象，那时的我会感到一阵令人心生畏惧的孤独。而现在，我突然感到了一丝安慰。我甚至对手机闪个没完也不那么讨厌了。

话说，里特尔也有过类似体验。当她连续好几天独自一人待在黑暗中，强烈的孤独感令她感觉自己快要崩溃了。没有电话，没有收音机，也没有宠物，她不知道丈夫和卡尔是否还会回来。"没有人活的像我这样，甚至没有一个人能当面告诉我'你还活着'。我觉着自己好像失去了活下去的意义，第一次意识到有人陪伴真是天赐的礼物。"

当她日夜期盼的那些人终于回来时，里特尔欢快地像一只金丝雀。她写道："现在我又重新找回自己了。"

白天越短，我就越能欣赏到地平线上那悄然而至的微光。上午十点，我裹着厚厚的衣服来到甲板上，看着天空渐渐变亮。我注意到，夜晚越漫长、越漆黑，清晨的黎明就越令人愉快。温度也是如此，当我觉得很冷时，回到温暖的房间就越发感到满足。有人陪伴也是一样的，独处的时间越长，我就越想有人陪。这样的例子还有很多。里特尔的极地体验给了她很多启示，其中就包括在一场极端暴风雪之后，她对随之而来的"宁静"有了更加深刻的体会。她在自己的回忆录中发问："难道我们真的需要经历极端的挫折才能好好地活着吗？"她的结论是：的确如此。她还补充说："也许在未来的几百年里，北极会成为人们想要寻求真理的地方。"

独自一人站在寒冷和黑暗中，我体会到了里特尔所说的那种"反差"。强烈的反差提醒了我，挚爱的人离世也会引起同样的感觉。亲人的离去，让我们倍感思念。他们的离去让我们感觉空落落的，遗憾、内疚、悲伤，甚至是感激，各种情绪都被自己无限地放大。

也就是说，只有失去了，我们才懂得珍惜曾经拥有的；只有亲人离去了，我们才懂得珍惜眼前的人；我们必须熬过无尽长夜，才能欣赏到光明降临。或者，正如里特尔在她的回忆录最后一页所写的那样，

"你必须熬过漫漫长夜，凝视过那片万籁俱寂，才能领会其中孕育的生机。"

漫漫长夜里，我经常会惊醒。有时是因为海浪过于汹涌，有时是因为橱柜门突然嘎吱作响。这时候，我就会拉开窗帘，向外眺望。若船正驶过城市，就能看到海岸上一排排灯光。漆黑而空旷的海岸线上隐约能看到山峦起伏的轮廓。若船航行在大海上，漆黑的海面透着独特的质感。要是在家的话，我可以通过屋外的车流声或百叶窗透过的光线强弱来判断时间。但此刻，四周只有大海的波涛声、轮船引擎的轻微震动声以及雾气缭绕的夜空。我幻想着能在甲板上守夜，坐在寒冷的星空下发几个小时的呆，但夜色仿佛有催眠的功能，让我睁不开眼睛。我一秒钟就睡着了，这么快入睡前所未有，让我有一丁点儿不爽。我习惯了熬夜，却一不留神睡着了，错过了慢慢品味极地深夜的机会。

我们即将迎来一年中最黑暗的月份里白天最短的一天，暗蓝色的天空一天只微微亮两小时左右。虽然我睡得很多，却开始感到些许悲凉。我要是睡少点儿，一天能赶得上两小时的亮光，就能感觉好点儿。可周公又仿佛不断地在向我招手，招呼我去美美地睡一觉。所以，我只好又翻开里特尔的作品，想从她那里讨点儿怎么才能不要老是"瘫在床上"的建议。里特尔的建议是，找点儿事儿干，让自己忙碌起来。里特尔喜欢缝缝补补、擦擦洗洗，而我则愿意写写东西、刷刷手机。我把书桌从诱人的黑色舷窗和床铺跟前移开，不睡，不躺，甚至连鞋子都不脱。

当欧洲即将爆发战争的消息传到里特尔他们那儿时，赫尔曼告诉妻子他们要搭乘下一班船回家。里特尔同意了。可是，那天晚上，里特尔失眠了。她突然意识到自己不能离开这个与世隔绝、荒凉又美丽的斯瓦尔巴特群岛。第二天早上，她告诉赫尔曼自己还不能走，至少眼下还不能。她那么痴迷于极夜，以至于连见女儿这种事都无法让她改变自己的决定。

有时我们需要整夜无眠来倾听自己内心最深处的声音，那是最最神秘的雷尔人在诉说。

我的睡眠质量越来越差，每晚都要醒来三四次。有时是因为太热，有时又是因为太冷，或者是衣柜门不停地嘎吱作响。有时我会被噩梦惊醒，梦见乘坐的船沉了。有一天晚上，我梦见发生在二战期间的一场战斗，六千多人被淹死在海里，他们的尸体沉在了挪威北角的海底。

轮船掉头了，我们开始往回走。天黑得越来越晚了，两点半才黑，不像之前一点半就什么也看不见了。有一天，看着旁边灯火通明的海岸掠过，我突然意识到，我并不是不喜欢早早就天黑，我不喜欢的其实是那些花里胡哨的电灯。从远处看，灯光倒映在水面上，照亮了各家各户屋内的场景，倒也好看。可谁又愿意一直生活在死气沉沉的人造光源下呢？

在斯瓦尔巴特群岛，一年里黑夜持续的时间长达132天，其中约75天都处于极夜状态。里特尔没有电灯，她困了就睡，不需要考虑见朋友、上班、送孩子上学这些杂事。天上有星星和月亮，柴炉里有火光，还有和蜡烛和油灯，这些光芒柔和温馨，多姿多彩。

当黑暗降临时，里特尔感觉自己的感官都被调动起来了。她的灵魂迸发出生命的活力，眼里闪烁着奇异的光芒，仿佛在这里敏锐地认识到精神可以如此强大。在这样的启示下，里特尔回想起了她远离了很久的那些欧洲人，她写道："生活在阳光下的人们显得遥远而渺小……他们全都闷着头困在焦虑和烦恼的圈子里，走不出来。"

里特尔认为，白天并不像人们吹嘘的那样好。我们需要黑夜帮助我们打开心灵的窗户。

我听一位女士在船上用晚餐时说："我喜欢黑夜，它让人感到舒适，就像是毛毯裹在身上一样，令人全身心放松，不再操劳和忙碌，就像……"

另一位女士接着说："我今天已经睡了两觉了，就是觉得很累。早上睡懒觉，下午睡午觉，太享受了！"

这时，一旁的一位男士却说："我讨厌这样，这让我感到紧张，我不能一直住在这里。"说完，他打了个寒战，摇摇头又说："就是过一百万年，我也做不到！"

在这暗无天日的两周时间里，我读完了父亲的 173 首诗。我觉得自己好像发现了父亲深藏不露的心思，窥探到了他埋在心底、尘封许久、不想为外人所见的那些想法。我看到了他那些挑灯夜战的工作成果，也看到了他在属于自己的黑夜里自由穿行。

父亲在去世的五年前就停止了写作。而在之前的二十年里，他一直致力于创作一部史诗级的巨著，他为这部著作定名为《自我的传奇》（ *The Story of the Self* ）。多年来，他一直在构思这本书，甚至到了痴迷的程度。他说，这会是世界上第一部完整的自传，是对人类构建身份特征和自我意识路径的大胆探索。那段时间，我经常收到他寄来的大牛皮纸文件袋，里面装着他刚写完的一章书稿。有时我会拆开来读，有时则是匆匆放进书堆，留待日后再读。

后来，慢慢地他就不寄了。当我问他，那部凝结毕生心血的作品写得怎么样了，他便含糊其词，顾左右而言他。就这样搁置了三年之后，他向我坦白，已经暂时停下了这项工作。而实际情况是，他什么也写不出来了。

一天晚上，他打电话来说，得跟我坦白一件事儿。他告诉我，不仅这本书的写作工作停了，而且他的诗歌创作也已经搁置三年了。他解释说，一直以来，他都遭受着抑郁症的折磨，最近马上要开始接受治疗了。他说这个病"暗无天日"，可他不想让别人知道。他还说，虽然现在吃了点儿药，但还是睡不着。总之，他即将接受治疗，跟我说就是让我了解一下情况而已。

这迟来的坦白吓了我一跳。他为什么不早点告诉我？为什么我没有注意到任何迹象？我该怎么办？当我向马修转述我和父亲的对话时，他困惑地看着我，"你怎么可能什么都没有发现呢？"

但是，作为女儿，不管年纪多大，都不愿意看到自己的父亲被他内心的黑暗击垮。相比而言，身体疾病好办，我们可以照顾他，哄着他吃我们亲手做的佳肴，让他舒服地躺在床上。倒不是说照顾父亲生活这件事很容易，只是说我们知道怎么做。

我和弟弟、妹妹商量了一下，一致同意定期给父亲发信息，问候一下。可后来，忙起来就把这件事抛在了脑后。

慢慢地，我乘的船又沐浴到了阳光。我们离开北极圈的第一天太阳很低，晃得我眼前一片模糊。阳光在窗户上跳跃，在海面上形成了一片波光粼粼的金色池塘。我仿佛听到海面上传来叫声：快看我！快看我！你不觉得我很漂亮吗？

船在一个小镇上靠了岸。我从船上下来，走在街道的背阴面，想要避开刺眼的阳光。而且，灿烂的阳光突然让我觉得自己很显眼，无处可藏。其他闲逛的旅客很可能会注意到我，凑过来和我搭伴儿。所以，我找了一条太阳晒不到的背街，向城外走去。

我好像变成了阴影中的夜行动物，害怕光线暴露自己，被猎人捕食。黑暗成了我新的保护神。

希尔德（Hilde）以前住在斯瓦尔巴特群岛，现在在船上工作。她告诉我："冬天很漫长。但大多数自杀的人都会选择有太阳的时候，而不会选择一天二十四小时都暗无天日的那段时间。"

她是对的。大量研究无一例外地发现，自杀人数在春季和夏季最多；而十二月虽然是黑夜最长的月份，但是自杀人数最少。

我常在夜深人静的时候醒来，心神不宁，而且一旦醒来便再也睡不着了。我掀开被子，拿掉枕头，伸展四肢，静静地躺了一会儿后，站起来，向舷窗外看去。我琢磨着去拜访舰桥上的船长和领航员。领航员们每天二十四小时轮班工作，每班四小时。工作四小时，然后休息四小时。挪威的海岸线是世界上最复杂的海岸线之一，这里水流湍急，水域较浅，岩石突起，天气状况瞬息万变。有些地段非常复杂，必须有专业的领航员才能安全通过。领航员之前有说过："必须在挪威海岸线上有五年的航行经验，才能成为这条航线上的船长。"

无须赘述，这对改善我的睡眠状况没什么帮助。我老是做梦梦见撞上了冰山，后来不得已，我决定戴上耳机听一听有声读物。可一个小时后又会醒来，辗转反侧，眯一会儿，再醒来，幻想着要（再次）拜访夜班船长，看一看他是不是在导航椅上睡着了……要是那样，我们怕是都得去见阎王了。

黑夜里，这些乱七八糟的想法一直在脑子里盘旋。

我都记不起来睡囫囵觉是什么感觉了，那该多么无聊啊！既没有天马行空的奇思妙想，也没有随心所欲的魔幻畅想。没有夜思，闻不到夜的气味，也听不到夜的声响。夜晚的我好像断片儿了。

我也想象不出生活中没有了黑暗会怎样。尽管，我们对光明的追求正不可逆转地改变着世界。人造光将生活中本应存在的阴影、边缘和角落一扫而光，让我们观察不到恒星、彗星和银河系，还对飞蛾、萤火虫、蝙蝠和鸟类的生存造成了威胁。人造光不仅滋生和加剧了我们对黑暗的原始恐惧，还削弱了我们的夜视能力，以及嗅觉、听觉、感知温度和质感的能力。人造光也剥夺了人在漆黑的夜晚被治愈的机会。

我开始意识到，我害怕的不是黑暗、死亡或几个恶棍无赖，我害怕的是一个没有黑暗的未来。正如西格里·桑德伯格（Sigri Sandberg）在《黑暗颂》（*An Ode to Darkness*）里写的："没有黑暗比黑暗本身更可怕。"

在最后一个晚上上船前，我们从卑尔根市中心出发，徒步登上了郊外的一座山。市中心洋溢着圣诞节的气氛，街道上挂满了节日彩灯，家家户户灯火通明。我们越爬越高，渐渐看不到卑尔根市了。然后，我们开始在幽暗的松树林里曲折前行，一会儿就什么也看不见了。但随着眼睛开始适应周围的环境，我们依稀可以辨认出一些暗淡的轮廓和形状，包括头顶的树梢、脚下的落叶和前方蜿蜒的道路。云层很厚，看不到一颗星星，但有一轮披着薄纱的明月挂在头顶，朦胧的月光映照着大片的雪地和冰原。这儿的景色如此静谧安详，因此，当导游递给大家头灯时，我们接了下来却没人愿意打开。

在黑暗的冷杉林中蜿蜒前行了三英里后，我们抵达了山顶，俯瞰这座金光闪闪的城市。体育场和机场跑道上的泛光灯以及港口船只的耀眼灯光勾勒出了城市的边缘。我们一边感叹，一边拿出手机拍照。数不清的金色和银色的光芒，从港口漆黑的海面反射上来，一直延伸到黑黢黢的山那边。这座灯火辉煌的城市美得无可争议，令人陶醉。

然而，仅仅在一个世纪之前，眼前还不是这般美景。尽管燃烧石油和油脂来照明的历史已长达数百年，但人们也只会在必要时才点上灯。油灯不仅会使屋里变得臭气熏天、肮脏不堪，还有失火的危险，而且灯光既模糊又浑浊。在 19 世纪 40 年代，人们发现了蒸馏灯油的方法。突然间，到处都被干净、清澈的油灯点亮了。到了 19 世纪 60 年代，石油已经成为人类生活中不可或缺的物品，但油灯却没用了，因为人类发明了电。现在人们又发明了 LED 灯，价格低廉、光照均匀的人造光源到处都是，人们越来越离不开它了。

很久以后，当我回顾在北极圈度过的这段时光时，能记住的就是那片极光。缥缈的极光穿过看不到尽头的黑暗；点点星光闪烁，仿佛就挂在我的头顶上；冷月如钩。极光从不透明的蓝色和淡粉色变成琥珀色、橘色和金色，几小时里变换的色彩让我难忘。

隆冬时节，没有了阳光的照射，那片极光是我见过最干净、最柔和、最宁静的光芒。

我在阵阵寒风中去甲板上最后转了一圈。过去两周，我一直在海面上找寻鲸鱼、海豚和不常见的鸟类。但北海中部是片荒凉的地方，除了零星的海鸥，我什么也没有见到过。当我徘徊在船尾，看着海风扫过海面泛起涟漪，笼罩在灰蒙蒙的光线之中，一只海鸟映入眼帘。好像是海鸥，但又似乎比海鸥大一些，而且羽毛不是白色的，是棕色的。它伴着船飞了一阵儿，这片广袤空旷的天空中就只有这只鸟在飞。我眯着眼睛打量着它。没错，它就是棕色的，是那种带斑点的棕色，而且翼展居然如此之大。

一会儿，它的翅膀拍打着寒冷的气流，改变了飞行方向。船继续前行，在海面搅动起白色和绿色的泡沫。我探身越过栏杆看着那只海鸟变得越来越小，直到成为地平线上的一个小点。

"爸爸，那是你吗？"我喃喃自语。

但那只海鸟已经消失在了无边的海面上。

疗　愈

我理解的即是我。

我纠结于我是谁。

——彼得·阿布兹，《收场诗：苹果》

从北极圈旅行回来后，我试图复现精神病学家托马斯·韦尔（Thomas Wehr）在 20 世纪 90 年代进行的一项实验。韦尔想弄清楚，是否有一种原生态的睡眠模式印刻在人类的基因里？洞穴人的睡眠方式是不是和现代人不一样？如果真的存在差异，那么现代人能否想办法找回原生态的睡眠节奏？韦尔假设，在灯火通明的后工业时代，我们被迫把原先天然的睡眠压缩到了一个不那么天然的时间段内。他还推测，在适当的条件下，现代人也许能够恢复祖先们的睡眠模式。

在这项实验里，八位男性受试者在没有人造光源的情况下生活了一个月。从黄昏到黎明，他们在黑暗中度过十四个小时，剩下十个小时在日光下活动。英国冬季白天和夜晚的时长大概就是这个比例。这几位受试者白天可以外出，但黄昏之后，他们就只能待在房间里，不能听音乐、看视频，没有娱乐活动，更不会有灯光。

在实验的前三周，受试者每天只睡一觉。但在最后一周，他们开始分两个时间段睡眠，每次睡眠时间约为三到五个小时，两次睡眠间隔一到三个小时，他们被要求在这段时间里保持清醒状态。在这段无眠的时间里，他们似乎既没有完全清醒，也没有完全睡着，而是处于一种神秘的、禅定般的平静状态，这种感觉他们以前从未有过。韦尔的实验结果显示，在这段半梦半醒的时间里，这些男性的催乳素水平明显升高。催乳素是一种在夜间产生的半镇静性激素，哺乳期的女性和筑巢的鸟类体内含量较高。而我想弄清楚，如果受试者为女性，这个实验是否会得出不同的结果。

我告诉家里人，乡下的家要回归到"洞穴"状态，家里禁止使用电灯。不出所料，他们一点儿也不想尝试这种据说老祖宗们享受过的神秘的深度睡眠状态。相反，他们选择抱着自己的手机和平板电脑逃回伦敦的家里。

今年的十二月份是自 1956 年以来最晦暗，甚至可以说是极其黑暗的一个月，整月的日照时间加起来只有二十六个小时。几乎每天都在下雨，天空布满了一片片低垂的乌云。一想到见不到光，我的内心就充满了不祥的预感，尤其是最近我们这偏远而阴暗的乡下小屋还被盗了。于是，我决定不完全按韦尔"洞穴"实验的套路来，打算天黑后点上蜡烛和炉火。

在实验的第一个晚上，我点燃了一支蜡烛，然后就直接上床睡觉。我还在床头的两边各放了一根板球棒用以防身。蜡烛的火焰很微弱，在黑暗中什么都看不清，所以我干脆吹灭了蜡烛。意外的是，我居然一觉睡到了天亮。几个星期以来，我第一次睡得这么安稳，醒来时已经是早上六点了。我又点燃了蜡烛，看着自己的影子在晃动，好像屋里有"两个人"，一个是我的血肉之躯，另一个则是我的影子。影子被无限放大，在烛光下晃动着，投射到了天花板上。烛光闪烁，在墙壁上投射出各种形状和影子，屋里顿时变得生动起来。但早上六点的天还是黑黢黢的，什么也干不了。于是，我拉开了窗帘。此时的天空像沥青一样黑，繁星点点，在夜空中闪烁。我在想，为什么我在烛光下什么也看不清，而数百万英里之外的星星发出的光却如此清晰可见？

2018年，戴安·巴雷特博士（Diane Barret）着手从当地一家屠宰场里收集牛的眼球，她要从牛眼中包裹着的视杆细胞角膜里提取一种微小的蛋白质。两年来，她日复一日地进行着这项艰苦而细致的工作。在高倍显微镜下观察到这种蛋白质之后，巴雷特明白了牛的眼睛，还有鳄鱼、鹰和人的眼睛，是怎样进化到能够看到远处的光线的。

我们用于夜视的视杆细胞对光线非常敏感，尽管视杆细胞看不见颜色，却可以探测到远自银河系之外的单个光子。这些光束无论多么微小或遥远，都会被人的大脑转化成视觉印象（即光爆现象）。这个功能在一定程度上要归功于这种微小的蛋白质，它能在黑暗中激活视杆细胞，同时在白天使其处于"休眠状态"。看来，我们的夜视能力似乎就是为了辨识那些最细微的光线而进化得来，这让我们能够看到远处闪烁的火光、掠食者眼里发出的光，以及遥远星辰的光芒。

这个隐藏于肉眼无法看见的细胞膜之上的微小的蛋白质，却能向我们揭示世间最巨大的物体——宇宙的奥秘，这真是不可思议。

思忖完眼球问题，我觉得有点儿困，就又躺回到了床上。又过了一个小时，我起身在浴室里点燃了一根蜡烛，准备洗澡。这种体验让我感到有些奇怪，但又有点享受。我们的祖先并不会因为沐浴、洗头之类的问题而烦恼，我却需要考虑自己应该每隔几天洗一次头。

洗完澡，我执着蜡烛走进厨房，煮了杯咖啡，然后凝视着窗外，看着太阳缓缓升起，先是一层薄薄的蓝光，紧接着是一缕淡金色的阳光从结了霜的田野上升起。这是我几个星期以来第一次在阳光明媚的清晨品尝咖啡，真是有点儿久违了的感觉。

我一觉睡到大天亮，难道是因为早早就点着蜡烛上床的缘故吗？肖恩·凯恩（Sean Cain）曾经调查了墨尔本的住宅区，发现有一半的家庭在晚上灯火通明，人体分泌的褪黑素被抑制了 50%。几十年来，我们对夜里点灯习以为常。

20 世纪 80 年代初，肿瘤流行病学家理查德·史蒂文斯教授（Richard Stevens）提出了一个对后来的研究起到关键作用的观点，他认为光线与乳腺癌发病率的上升有相关性。随后的研究表明，褪黑素可以让小鼠体内的乳腺肿瘤缩小。史蒂文斯明确表示："现代社会里对电灯的普及正在扰乱人们按照昼夜节律来睡眠，也对人的生物特征造成了影响。这一点毋庸置疑。"他认为，人造光是导致肥胖症、抑郁症和癌症发病率直线上升的主要因素。当然，还有失眠。

在野外，人体内大约在黄昏时分开始分泌褪黑素。因此，下午四点，光线慢慢变弱时，我会任由屋里变暗。为了避免在烛光下切菜时切到手指，我早早就把晚饭做好。随着光线越来越暗，我觉得自己变得越来越焦虑。我担心的不再是即将到来的黑暗，而是无法抑制的恐惧。之所以恐惧，是因为前不久我家有小偷光临（家里基本上没什么安保措施），加上就我一个人，叫天天不灵，叫地地不应。这种情况下，我恐怕很容易受到伤害。夜晚大脑分泌的激素产生了变化，使我越发害怕得不行。

下午四点半，屋里已经完全黑了。我摸着黑把意大利面放进了一锅沸水里，然后点上火。一会儿，火熄灭了，我又点上蜡烛，琢磨着怎么才能在只有两团微弱火焰的情况下撑过六个小时。我打开了笔记本电脑(没错，破例了)，屏幕发出的强光吓了我一跳，这光可比烛光亮了百倍不止。

下午五点，除了蜡烛熊熊燃烧的橙色火焰外，屋里没有任何其他光亮。烛光真漂亮，好像温暖的液体黄金。整个房间都似乎在这动人的、鲜活的光中舞动起来了；即使是阴影里的角落也有自己的腔调和样貌。没有了白炽灯惨淡的光线，房间变成了一个阈限空间，一个充满无尽遐想的地方。

但随着时间慢慢流逝，最初那种坐在被火光照亮的黑暗中感受到的浪漫逐渐消失。才到下午六点，黑暗就开始让人感到压抑。我一直在想我应该做些什么，但我什么也做不了，因为这次实验禁止使用笔记本电脑，周围一片漆黑，我又是一个人在荒郊野外。乡下小屋里开始奏响夜曲，各种莫名其妙的声响此起彼伏。每次一有响动，我就立刻僵住，心揪成一团。

奇怪的是，一个家竟然能迅速地从充满欢声笑语的港湾变成令人不安的空虚之地。难怪人类如此热爱音乐、电视、社交媒体和陪伴。我酷爱我们的小屋，墙上挂着我最喜欢的画，书架上摆着我喜欢的书，一切都如此美好。可是，我才明白，其实是人造就了一个地方，而不是拉拉杂杂的各样东西。尤其是天黑以后，这个感受更深切。突然间，我发现伦敦生活的压力和辛劳都那么让人渴望。

人类学家理查德·兰厄姆认为，火的发现使人类从灵长类动物转变为智人。火使人类有了可消化的熟食，减少了咀嚼的时间，让人有足够的营养健壮身体和大脑。但他也认为，用火烹饪食物标志着父权制的开始。熟食十分珍贵，女人们需要"保护者"，使食物不至于被人偷走，于是女人们成了负责做饭的"弱势群体"(据兰厄姆的研究，偷食的一直都是男人)。二十万年前，篝火提供了光、温暖和熟食，但也使女性更容易受到伤害，火堆散发的烟雾和烹饪的气味会吸引男人们来偷食。女人们只有扎着堆儿，或者有一个强壮的男性"保护者"，才能保证自己的安全。

我的实验注定要失败，就是因为这一点。在女人的潜意识里，独自一人伴着一堆火并不是什么愉快的记忆。我需要有人陪，来帮我平复黑暗里守着一团火带来的失控感。而且，火得要一直照看才行，必须及时添柴让它不要灭了，必须及时扑灭火星防止失火，还必须驱除烟雾以防被呛着。独自一人生火并不划算，还很危险，也更显孤独。

历史证明：女人们总是愿意一起点上一堆火，共同承担照看火堆的工作。18世纪在美洲殖民地的女人中，流行一项叫作"蜜蜂纺纱"的群体性夜间活动。人们轮流邀请十里八乡的朋友、家人和邻居们带着自己的纺车，围坐在自己家屋前屋后的火堆旁一起纺纱。这么做一方面出于经济考虑，一起点火照明和取暖比较省，也更安全。更重要的是，天黑后围着篝火一起活动，亲密地凑在一起，这让彼此更加信任，邻里关系也更和谐。这种时刻往往是女人们仅有的能在一起社交、八卦、逃避丈夫虐待、培养群体意识的时间。事实上，女人们很少在火堆旁独处。因此，也难怪当我独自面对着烛火时会有莫名的脆弱感。

那天早些时候，一位朋友给我讲了以色列人做的一项实验。在这项实验中，受试者摒弃了夜间人工照明后，睡眠质量明显提升。第二天，受试者的情绪和注意力也有了显著改善。朋友鼓励我坚持下去。

因此，我仍然选择点着蜡烛睡觉。那一晚，我和往常一样睡得不安稳，一觉醒来才凌晨一点。我听到了远处的车流声，第一次觉得这声音如此令人欣慰。因为晚饭是九个小时之前吃的，所以这会儿醒来睡不着，饿得胃里咕咕叫。我不想举着燃烧的蜡烛去厨房，打开冰箱门在刺眼的光照里摸索。于是，我干脆扯过被子，闷头再睡。可是，我的脑海里老是想着鬼故事、恐怖片，以及那些蜜蜂纺纱会讲述的恐怖故事情节。

正想着，我听到砰的一声巨响。我愣住了，是小偷又来了？还是屋里闹鬼了？

我佯装镇定地召唤白天的自己。但是这会儿太晚了，根本叫不回来她。

然后，我才想起来该怎么办。我起身，打开百叶窗，凝视着头顶亮闪闪的星星。渐渐地，我的心跳没那么快了，气儿也喘匀了，思绪慢慢打开。一会儿工夫，我就好像被施了魔法一样恢复了理智。

在突如其来的平静里，我提醒自己，没有了光明，恐惧就会冒出来，这和一个人坐在一堆火旁边一样，但前提是我放任恐惧淹没我。这是人的生理机能，可以起到保护作用，同时这也是一种进化。几千年来，我们学会了畏惧任何让我们感到危险的东西，无论是吃人的猛兽、恶劣的天气，或者仅仅是在黑暗中摔倒的可能性。几个世纪以来，不想让女人出门的那些人利用恐惧感吓唬人。因此，我们最好与神经生物学意义上的恐惧感和解，尽可能地适应这种感觉，绝不能被它牵着鼻子走。我们必须直面这种恐惧感，不妨试着跟它聊聊。

于是，我探着路走到衣柜跟前，摸黑穿上衣服，出门走进黑暗中。

醒着躺在床上时，我们要是不胡思乱想或感到恐惧，就会因为失眠而惊恐不安。大卫·罗布森（David Robson）发表在《新科学家》

（*New Scientist*）杂志上的一篇文章中指出："对睡眠的期待会让人在需要放松时处于高度兴奋的状态。有证据表明，一想起睡觉，失眠症患者的杏仁核活动就会加剧……"罗布森把这叫作"一种自我实现的预言"，人会因为害怕睡不着而扼杀了所有能让自己入睡的机会。罗布森认为，人们越担心自己睡眠不足，症状就会越严重，而这与他们实际睡得好坏无关。

我暗自发誓，今后再也不担心自己的睡眠状况了，不管是睡眠时长、睡眠质量，或者是不是多梦，都不想了。

我一边这样乱七八糟地想着，一边走在黑暗的田野上。靴子在湿透的草地上踩得嘎吱作响，耳旁尽是各种不知名的鸟儿低沉地鸣叫。我看不见星星，只看得见厚厚的云层，天空变得又黑又暗，仿佛伸出手就可以触摸到。我能看到远处的农场和四面八方的邻居家零星的灯光。几个月前，邻居家的灯光让我恼火。那会儿，我巴不得周围没有一丁点儿灯光，我渴望夜空回归原始的漆黑和纯净状态。而如今，每一点柔和温暖的光亮都让我感动。这些光晕诉说着人的生活，透露着安全感，意味着我生活在人群中，并不孤单。这些想法消融掉了由杏仁核剧烈活动引发的恐惧。

躺在床上时心里突然冒出的恐惧感这会儿一下子就消散了。只是突然听到了一群鸽子被惊扰后的叫声，这才把我吓了一跳。孤独感和脆弱感也一并消失了，不仅是因为我看到了远处邻居家的灯光，还因为我现在有了伴儿。事实上，那些个夜晚的我从不孤单，他们存在于一个令人眼花缭乱又有点儿陌生的世界里，存在于一种看不见的迷人的美丽风景里。现实生活中，几乎 70% 的哺乳动物和 50% 的昆虫都是夜行动物。因此，深夜外出探险时，你会发现整个世界都还在忙碌。甚至现在，当我在田野里纠结该往哪儿走的时候，无数看不见的生灵也都和我在一起。我继续往前走着，慢慢地，静静地，不想打扰到它们。因为这是它们的时间和地盘，而我只是路过，勉强算是客人吧。

第二天，朋友告诉我，她家那儿的狼群几乎被捕杀殆尽。她说："我想做的就是和好友们围坐在篝火旁，喝着啤酒，哭哭笑笑。"她接着说，她下意识地把篝火旁看作是宣泄的场所。"火焰很重要，你可以面对着它一声不响地待着，也可以放任自己平时不敢显露出的哀伤随意流淌。"

火焰会让我们安静下来，专注地看着它的光亮，听着它燃烧时发出的噼啪声。火堆旁的沉默也是一种交流。而当独自一人面对一团火时，我的感受发生了变化。

"如果你一个人待着，篝火也会起到同样的宣泄作用吗？"我问道。

她停顿了一下，然后非常肯定地说："我永远不可能真正独自面对火焰，也听不得这个说法……应该说，我喜欢一个人坐在火堆旁，放松一小会儿，但家人和朋友得在旁边才行，而且必须离得很近。"

于是，我明白了，我也还没有准备好独自面对火焰，不过并不是只有我一个人会这样，这也没什么。火焰是需要与人分享的，现在是这样的，也许永远都是这样的。

那天下午，我把书桌挪到能晒到太阳的地方。抬起头，面对浅浅的金色光芒，有那么一瞬间，我被它的温暖融化了。我想人类在白天需要阳光，在夜晚需要黑暗，当两者处于平衡状态时，生活似乎就显得更广阔，也更珍贵。我们找到了平衡点，白天和黑夜就像是一个时间轴上的两个不同的状态，总是从一个平稳地滑向另一个。

当我们花时间与白天的自己和更难以捉摸的夜晚的我一起相处

时，会体会到前所未有的充实感。我们遇到的自己会想东想西，有时会感到难以抑制的愤怒和鲁莽，有时对一切充满好奇，有时会凝视着斑驳的天空，有时会因在幽僻的林地中举步维艰而感到恐惧，有时还会学着通过掂量分量而不是看颜色来辨别物体。这个自己更像是哺乳动物而非人类，更像是代表了某种精神而非行尸走肉。

当我们与这两个自己友好共处，让彼此关心对方，生活就会变得更丰富、更甜蜜。从此，我们便是一体两面，相互疗愈。

最后，我们就能安稳地睡着了。父亲去世 13 个月后，我慢慢恢复了正常的睡眠状态，虽然仍会时不时地醒来，但也有睡得很沉的时候。如果一觉睡到天亮，中途没有醒来过，我反而会怀念曾经的"甜蜜守夜时光"。晚上短暂的醒来已经成为生活中的常态，好让夜晚的我来点个卯。反过来，如果有太多个晚上睡不好，我又会渴望睡饱了觉之后的白天的自己精力充沛、情绪稳定的样子。黑暗的统治从来没有打算长期停留，这我都知道。

我还学到了一些其他的道理。比如，毫无征兆、无法解释地失去也是一种暴力，这种痛苦太过强烈，以至于有人会数月甚至数年沉浸在困惑和难以置信的恍惚中。面对丧亲之痛有多绝望的描写已经够多了，但不愿相信的表现却各不相同。当我们认为会永远陪伴自己的人和事（例如父母、孩子、伴侣、宠物、家庭和工作）意外地与我们永别时，我们会处于一种极度痛苦的恍惚状态。因为一些无法理解的原因，我们的过去和将来一下子被夺走了。为了重建我们对稳定生活的信念，此刻的我们比以往任何时候都更渴望确定性、稳定性和安全感。与此同时，我们也渴望了解那些神秘和未知的事物——残存的希望借以此地尚能苟延残喘。在不愿相信的时刻，我们的灵魂必须有个可以舔舐伤口的地方。我们需要知道是怎么回事儿，也需要承认有些事情我们就是不知道。但要想做到"知之为知之，不知为不知"实在是太难了。

允许白天的我和夜晚的我自由切换，让我找到了一种平衡。确定的感觉又回来了，而且我也拥有了安心地接受神秘和未知的能力。白天的我平静安详，夜晚的我昂扬向上，两者的关系微妙又和谐。我逐渐接受了这两个"我"，不是因为我自己有过人的智慧，而要归功于科学家们细致缜密的研究，启发我理解到夜晚令人蜕变的神奇魔力。还要感谢那些夜行者，把自己失眠的夜晚描述得如此令人心动。

我们时常会觉得和某个地方有一种复杂而亲密的连带关系，却并不总能理解为什么那个地方具有如此重要的意义，只能感受到那里强烈地吸引着我们，既好像意料之中，又好像意料之外。对我来说，夜晚成了我的地盘，这完全出乎我的意料。

但现在回想起来，我觉得我对黑暗的关注最初是为了寻找那些离我而去的灵魂，尤其是我父亲的。他去世后，我一直在找他，我想不通父亲怎么就走了。那时候我完全是懵的，也不知道为什么要这么做。但我的黑夜之旅就是为了找他，因为黑暗里藏着太多单调的白天无法给予的想象。

因此，让我彻夜难眠的夜晚从来不是"失眠"，而是渴望。渴望我们不再拥有的夜色；渴望我们错放的那些奥秘；渴望为了遵从时钟、屏幕、天花板和确定性而放弃了的深邃时间与无垠空间。几十年来，我的渴望已经扭曲成焦虑和恐惧——害怕黑暗，害怕睡得太少或太久，害怕醒着，害怕疲倦，害怕死于睡眠不足或精神错乱，害怕患上失眠症，害怕被强奸或被谋杀，害怕我内心深处变化莫测的思绪，害怕一切未知的事物。

我们需要的不是药物和睡眠检测器，也不是无休无止的光照，而是全新的睡眠方式，聆听夜曲的方式，被黑暗包裹的方式，还有所有那些随着失去的黑夜而流逝的事物。我们需要找回失去的那个夜晚的我。

当然，我没能在黑暗中找到父亲。有道是，人死不能复生。不过，在寻觅的过程中，我遇见了许多让我欣慰的事物：沉醉于那些不事张扬却叛逆不羁的夜行者们的故事；意外地对萤火虫萌生的爱意；蓦然发现飞蛾和绿背蟹这么有趣；还迷恋上了月亮和星星，以及浩瀚的天空。

最重要的是，我找到了夜晚的我——之前被安眠药压制着的那个古怪的生灵。我蛮喜欢这个自己，我花了很多时间去理解她，为她驱散不可名状的恐惧，帮她认识自己的弱点，接受她并不总是如我所愿地有条不紊、按部就班。我花了很长时间才明白，夜晚的我既不暴躁，也不抑郁，只是惆怅。她只不过是在没有光照的时候在思考而已。

我已经接受了夜晚的我喜欢胡思乱想的特点。倒也不是说夜晚的我没头没脑，只是大脑里之前没有开发过的那片地方开始苏醒了，而夜晚的我很好奇，想要探索。确实，有时候这些地方看上去颇为奇怪，显得有点儿莫名其妙。

我慢慢地帮她（也是我）摆脱恐惧。可我知道，恐惧也是一种生理需要，长夜无眠必然会有恐惧。人的感官因恐惧而变得敏锐，有了可以与动物相媲美的灵敏度，让我们能在生命的至暗时刻活下来。也许那根本不是恐惧，只不过是黑暗引起的强烈身体反应而已。

然而，夜晚的我有时候也会让人抓狂。她不再像以前那样喋喋不休，有些时候，一阵不知道打哪儿来的怒气会让她躺在那儿，动弹不得。我现在知道了，因为大脑在晚上会分泌一些激素，使生活中感受到的挫败在夜间集中爆发，由此就突然迸发出了这团火气。于是，我便学着起身走走，想要通过这种方式来对抗自己的愤怒。离开床，离开卧室，夜晚的我当然跟我在一起，走着走着就没了脾气。

我还了解到，夜晚的我有多种形态，会根据环境的变化而改变。酒精、过度疲劳、强光、咖啡因、疼痛都会让夜晚的我感到压抑。夜晚的我还会随着时间、地点和状态的变化而改变。在熙熙攘攘的人群中过夜和独自在冰冷的睡袋中过夜，夜晚的我就会是两个样子。我仍在学着听懂夜晚的我唱出的音符，因为这曲调总是随着时间的流逝而变得不一样。

我们每个人都有一个夜晚的我，每个人的又都不一样。环境、经历、基因、激素、记忆、生理以及许多其他因素造就了不一样的夜晚的我。那些在夜里睡得很香的人可能永远不会遇到自己的那个夜晚的我。直到有一天，你发现自己陷入了悲伤或失落时，也许才能遇到。凯瑟琳·曼斯菲尔德说过，夜的我是为了给予我们"安慰"而来的。

遇见那个夜晚的我，随后发现了夜晚的世界，这些不只是让我感到"安慰"，这些皆是令我意外的礼物，是我父亲留给我的遗产。同时，也是令人心痛的提醒，让我明白，人永远无法预知逝去的亲人留给了我们些什么。

其实，我们都有能力感受到夜晚的我，也都能遇到繁星点缀的天空，夜里沉睡的树木，晚间飘散的芬芳，还有浓得化不开的夜色。关掉灯和显示器，调低白天的我的音量，打开一扇窗户，出门循着狐狸的脚步探险，倾听夜晚心底的声音，你会发现，夜晚的我就在那儿。她永远与你同在，不离不弃。

作者的话

　　我经常半夜醒来就睡不着（也称睡眠维持性失眠），所以就有了一段发生在夜晚的奇妙旅程。其实，我们每个人都可以有最适合自己的夜间体验，抑或间接地从阅读别人的夜间故事来获得体验。最新的研究表明，夜晚醒来睡不着可能确实对大脑有益，而非有害。而且休息的方式多种多样，不一定非得沉睡才行，我们可以逮着机会就小憩一会儿。白天拥抱光明，夜晚拥抱黑暗，与躁动不安的大脑和解，拥抱那个夜晚的我。这么做，也许你还能再次进入梦乡。

致　谢

本书的问世离不开众多朋友的慷慨相助，他们不吝分享个人经历、专业知识与心得，并乐意解答我的各类提问，对此，我不胜感激。因为篇幅有限，无法将所有在写作过程中给予我帮助的朋友们都列入下面的致谢名单里，谨此对那些没有提到的朋友致以诚挚的歉意。在此，特别要感谢以下朋友（排名不分先后）：朱丽叶·尼科尔森、凡妮莎·尼尔森、罗斯玛丽·塞尔姆斯、卡罗琳·怀特曼、凯特·麦克莱恩、朱莉·德比郡、杰拉尔丁·范·海姆斯特拉、凯特·洛、玛吉·汉姆、爱丽丝·文森特、克莱尔·普利、肖恩·凯恩、安东尼亚·马尔奇克、梅森·柯里、伊丽莎白·克莱曼、邓肯·明舒尔、哈维尔·希达戈·希门尼斯、凯瑟琳·阿尔托、马丁·西弗克斯、英加·辛普森、罗宾·斯凯尔、琳达·沃拉尔、琳达·克拉克、安德鲁·塔布斯、凯特琳·米耶、瓦莱丽·施里普林、安妮·哈里斯、安托瓦内特·库索米哈里斯、查克莉·皮科克、艾米·罗伯森、苏珊·桑德斯、卡罗琳·威廉姆斯、艾莉森·布朗、梅里德琳·麦金尼、基思·格兰特、迈克尔·佩里斯、克里斯·麦克德莫特、克里斯·比尔斯、黄庆铨、塞皮耶德·克沙瓦齐、伊莎贝尔·肖邦（感谢赠予芭芭拉的《失眠》）、蒂姆·赫恩、南希·格林、林茜·斯宾塞、基兰·摩尔和可尔坦·斯克里夫纳。在此，我特别要感谢众多科学家和研究人员，他们不辞辛劳地为我解读那些繁复的研究，慷慨地提供了宝贵的协助与指导。本书中若有任何错误，皆由本人独自承担责任。

衷心感谢杰出的经纪人们，在他们协助下，本书得以出版问世。

特别感谢雷切尔·米尔斯、斯图尔特·克里切夫斯基、劳拉·乌塞尔曼，在我迷失方向时给予我鼓励与支持，使我得以有勇气继续写下去。同时，向亚历山德·克里夫致以谢意，正是他向所有杰出的海外出版商推介了本书的初版。

此外，还要对阿比盖尔·斯克鲁及米歇尔·豪德里表达最诚挚的谢意，感谢他们精心编辑，并删减了冗余的内容。他们的专业能力与深刻的洞察力为本书增添了非凡的光彩，使其更具吸引力。同时，感谢丽莎·海顿，是她的热情促成了本书的诞生。衷心地感谢朱迪·斯皮尔斯、希拉里·哈蒙德、詹思明·玛氏、戴安娜·塔利亚宁、索菲亚·赫里克森以及约翰·默里领导的团队，感谢他们为本书出版所做出的不懈努力。

谨向所有作家、传记作家、历史学家、播客、研究人员、神经科学家以及专注于夜晚研究的学者们深表感激之情。他们的研究为本书提供了丰富的参考资料，而他们的作品也在无数个无眠的漫漫长夜中陪伴着我。我特别要感谢《夜曲》的播客主瓦妮莎·劳、《我们的生存之道》的作者凯瑟琳·梅、《马特·沃克播客》的运营者马特·沃克以及《夜空旅行者》的作者维基·德克森。对于他们的贡献，感激之情无以言表。

谨向作家联盟基金会和圣布莱德教堂致以最诚挚的谢意。同时，感谢朱娜·巴恩斯遗产的联合文学执行人允许我引用朱娜·巴恩斯《夜林》中的内容；感谢费伯·费伯出版社允许我引用西尔维娅·普拉斯《动物园长夫人》中的内容；感谢埃尔兰德·克劳斯顿、娜恩·谢泼德文学庄园允许我引用南·谢泼德《活着的山》中的内容；感谢普希金出版社和乌斯坦出版社允许我引用克里斯蒂安·里特尔《一个女人，在北极》中的内容；感谢《巴黎评论》允许我引用其1993年秋季第

128 期对托妮·莫里森的采访。对于这些慷慨的授权，我谨致以深切的感谢。

我还要感谢我的父亲，本书因为引用了他的诗句更显生动形象。如果书中有些内容深得您心，很可能就是我父亲所作。

衷心感谢图书馆以及图书馆管理员所提供的卓越服务和无私支持，特别是大英图书馆、韦尔科姆图书馆、格拉德斯通图书馆、悉尼市图书馆以及伦敦图书馆。对于他们的贡献，我深表谢意。

最后，我要诚挚地感谢我亲爱的家人马修、伊莫金、布莱妮、萨斯基亚和雨果。由于我的创作时间不规律，且常集中于深夜时分，有时可能影响他们的休息，但他们始终给予我理解与坚定的支持。再次对我深爱的家人们表示由衷的感谢！

译后记

  《无眠》是英国作家安娜贝尔·阿布兹的新作。在这本书中，作者以个人的经历为线索，深刻描绘了失眠者与漫漫长夜之间的独特关系。她将失眠现象解读为一种对自我内在世界的探索，带我们感受失眠的痛苦与挣扎，也带我们感受那些不眠之夜中蕴藏的自我发现、成长和治愈力量。

  本书由我带领翻译硕士研究生共同完成。团队成员郭博负责翻译第 1 章、第 9 章和第 17 章，冯雨萌负责翻译第 7 章和第 15 章，张煜负责翻译第 10 章和第 16 章，刘静负责翻译第 4 章和第 12 章，张钰蕊负责翻译第 5 章和第 13 章，刘美辰负责翻译第 3 章和第 11 章，于梦萱负责翻译第 2 章和第 6 章，赵犇负责翻译第 8 章和第 14 章。学生初译后，我负责逐字逐句修改，并在此基础上进行全书统稿。

  本书是一部非虚构的文学作品，笔触细腻而优美，也不乏大量事实证据。作为译者，除了仰慕作者的文笔之外，更钦佩作者严谨的书写态度、广博的知识储备和深刻的洞察力。坦率地说，翻译的过程既痛苦又充满惊喜。翻译团队对原文进行了反复细致的研读，仔细推敲字里行间的准确意义，力求找到最贴切且能精准传达原文深意的中文表达。虽竭尽全力，难免会有疏漏之处，恳请读者们宽容以待。

西安邮电大学 陈蓉
2024 年 2 月 18 日